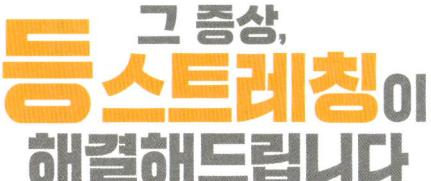

SONO FUCHOU SENAKA STRETCH GA KAIKETSU SHIMASU by Kayo Yoshida,
supervised by Toru Kawamoto
Copyright © 2019 Kayo Yoshida
Original Japaness edition published by Ascom, Inc.
Korean translation rights arranged with Ascom, Inc.
through The English Agency (Japan) Ltd.
and Danny Hong Agency

이 책의 한국어판 저작권은 대니홍 에이전시를 통한 저작권사와의 독점 계약으로 (주)헬스조선에 있습니다.
저작권법에 의해 한국 내에서 보호를 받는 저작물이므로 무단전재와 복제를 금합니다.

그 증상, 등 스트레칭이 해결해드립니다

요시다 가요 지음 | 가와모토 도오루 감수 | 최서희 옮김

비타북스

PROLOGUE

등 스트레칭만 잘해도
병에 걸리지 않는 몸을 얻을 수 있다!

건강해지고 싶다면 등을 유연하게 풀어주세요!

저는 지금까지 약 6만 명의 사람들을 시술하며 심신이 불편한 사람 중 대부분은 '등이 굳어있다'는 사실을 목격했습니다. 그리고 굳은 등을 풀어주기만 해도 어깨 결림과 허리 통증뿐 아니라 온몸의 다양한 이상 신호가 사라지는 것을 확인했습니다.

'매일 피곤하던 몸이 어린 시절처럼 건강해졌어요.'
'건강검진을 해보니 혈압이 정상 수치로 돌아왔습니다.'
'계속 고통스러웠던 두통이 거짓말처럼 나았어요.'
'냉증이 완화되어 오랜 변비도 개선되었어요.'
'밤에 숙면할 수 있게 되었어요.'

이러한 기쁨의 목소리를 자주 듣게 되었죠.

저는 지금으로부터 약 14년 전, '몸의 이상을 안고 있는 사람을 각종 괴로움에서 벗어나게 해주고 싶다'는 마음으로 근육이나 골격 등 인체에 관한 공부를 시작했습니다. 체형 교정, 카이로프랙틱(척추뼈 지압 교정 요법), 발 지압 요법, 림프 마사지 등 약 20종류의 마사지 기술도 익혔습니다.

그리고 굳은 등을 원래 상태로 되돌리면 혈액순환이 원활해져 원래부터 몸이 가지고 있던 '자연치유력'을 발휘할 수 있다는 것을 알았어요. 질병을 멀리하는 몸을 만들 수 있다고 믿게 된 것이죠. 이건 누구나 가지고 있는 '생명력'입니다.

제가 자연치유력의 중요성을 인식한 것은 돌아가신 어머니의 췌장암이 계기였습니다. 어머니가 조금이라도 오래 사셨으면 하는 마음에 자연치유력을 높이는 다양한 치료법을 공부했습니다.

암은 차갑고 단단한 세포라서 최대한 몸을 따뜻하고 부드럽게 하는 게 도움이 됩니다. 그래서 저는 어머니의 등과 복부에 비파잎으로 만든 뜸을 올리는 등 가정 요법을 매일같이 시행했습니다. 남은 수명이 1년이라는 선고를 받았던 어머니가 5년 이상을 살자 의사도 놀랐습니다.

등 스트레칭의 최종 목표인 '등 뒤로 악수하기'는 혈액순환을 도와 몸을 본래 상태로 되돌리고, 자연치유력을 발휘하기 좋은 상태인지 아닌지를 알려주는 지표가 됩니다. 단순히 몸이 유연해질 뿐만 아니라 어깨뼈를 중심으로 등 전반이 유연해집니다. 하루하루 자연치유력이 상승해 몸이 건강과 장수에 가까워졌음을 알기 쉽게 보여주는 것이지요.

이 책에서는 하루 단 3분의 스트레칭 방법을 소개합니다. 3주 동안 계속하면 등이 유연해져서 등 뒤로 악수하기 자세에 성공할 수 있습니다. 또한 벽을 사용해서 근육을 무리 없이 늘이기 때문에 기분 좋게 스트레칭을 따라 할 수 있습니다.

골격이나 근육 상태는 사람에 따라 다르니 누구나 등 뒤로 악수하기 자세가 가능한 것은 아닐 겁니다. 하지만 안심하세요. 책에서 소개한 3주 스트레칭 프로젝트를 시작하면 누구든 시작했을 때에 비해 충분히 등이 유연해질 수 있습니다. 1~2cm라도 범위가 가까워져 등 뒤로 악수하기에 다가갈 수 있다면 당신의 혈류는 상승하고 자연치유력은 확실히 높아질 거예요. 건강해졌다는 사실을 눈으로 확인할 수 있으므로 즐겁게 운동을 지속할 수 있습니다.

여러분 모두, 등 뒤로 꽉 악수하기를 목표로 등을 유연하게 만들면서 건강한 하루하루를 보내기를 진심으로 바랍니다!

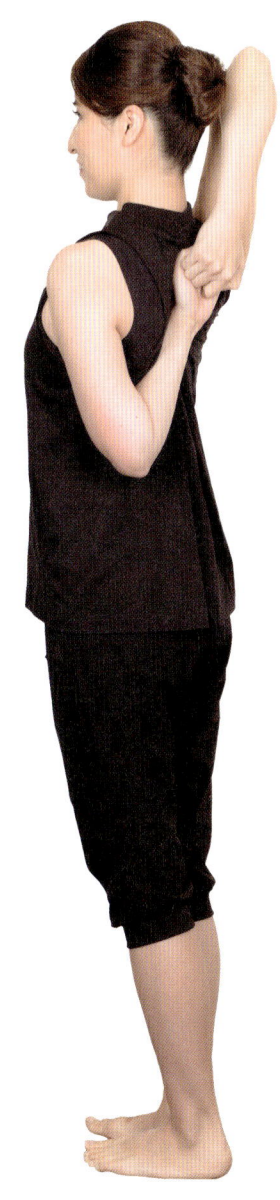

CONTENTS

PROLOGUE
등 스트레칭만 잘해도 병에 걸리지 않는 몸을 얻을 수 있다!   004

INTRO
당신의 등은 유연합니까?   014

자세 미리보기   022

등 스트레칭 생생 후기   032

PART 1

혈액순환이 극적으로 좋아지는
등 스트레칭 3주 프로젝트

CHECK
일상 동작에서 빼놓을 수 없는 어깨뼈, 왜 중요할까?	040
다양한 근육으로 둘러싸인 어깨뼈, 굳으면 몸에 이상이 생긴다	042
하루 3분, 3주면 등 뒤로 악수를 할 수 있다	044
간단해서 오늘부터 시작할 수 있는 등 스트레칭	046

준비 운동	어깨뼈 위아래로 움직이기	047
매일 + 주차별 스트레칭	양손으로 벽 밀기	048
	1주차 (1주차 스트레칭 동작: 벽에 팔 대고 돌리기)	050
	2주차 (2주차 스트레칭 동작: 어깨뼈 풀어주기)	054
	3주차 (3주차 스트레칭 동작: 등 풀어주기)	058

PART 2

더 기분 좋고 건강하게!
어깨뼈 유형별 1분 스트레칭

CHECK	굳은 어깨뼈의 유형을 알면 '등 뒤로 악수하기'가 가능하다	068
	뻣뻣하게 굳은 4가지 유형의 어깨뼈	069
어깨뼈 유형별 스트레칭	가로로 굳은 어깨뼈를 바로잡는 스트레칭	074
	위아래로 비뚤어진 어깨뼈를 바로잡는 스트레칭	076
	앞뒤로 비뚤어진 어깨뼈를 바로잡는 스트레칭	078
	팔(八) 자로 굳은 어깨뼈를 바로잡는 스트레칭	080

PART 3

등이 굳으면
온몸이 비명을 지른다!

등은 사용하지 않으면 점점 굳는다	086
30세를 넘으면 어깨뼈는 점점 더 쇠퇴한다	089
상반신 혈액순환의 가장 중요한 포인트, 등!	091
혈액순환이 원활하지 못하면 점점 쌓이는 노폐물	093
근육 밸런스를 무너트리는 위험한 자세	094
등이 뻣뻣한 사람은 호흡도 얕아진다?	096
등 근막의 유착을 조심하자!	099

PART 4

몸의 이상을 차근차근 개선하는
등 뒤로 악수하기

등 뒤로 악수하기 자세로 어깨 결림 해결 … 104

등을 풀어주면 피로에서 해방된다 … 107

사십견·오십견을 고치고 싶다면 등 스트레칭을 시작하자! … 109

등이 유연해지면 냉증이 사라진다 … 112

등 뒤로 악수하기 자세로 숙면 손에 넣기 … 114

등은 장내 환경을 정돈하는 결정적 수단 … 116

흐트러진 자율신경, 등 뒤로 악수하기로 바로잡는다 … 118

고통스러운 두통, 등 스트레칭으로 해결 … 120

다이어트 효과 최고! 살 빼려거든 뭉친 등부터 풀기 … 122

깨끗한 피부! 안티에이징에도 효과적 … 124

EPILOGUE
어깨뼈 주변 근육이 쭉 펴지는 기분 좋은 등 스트레칭 … 126

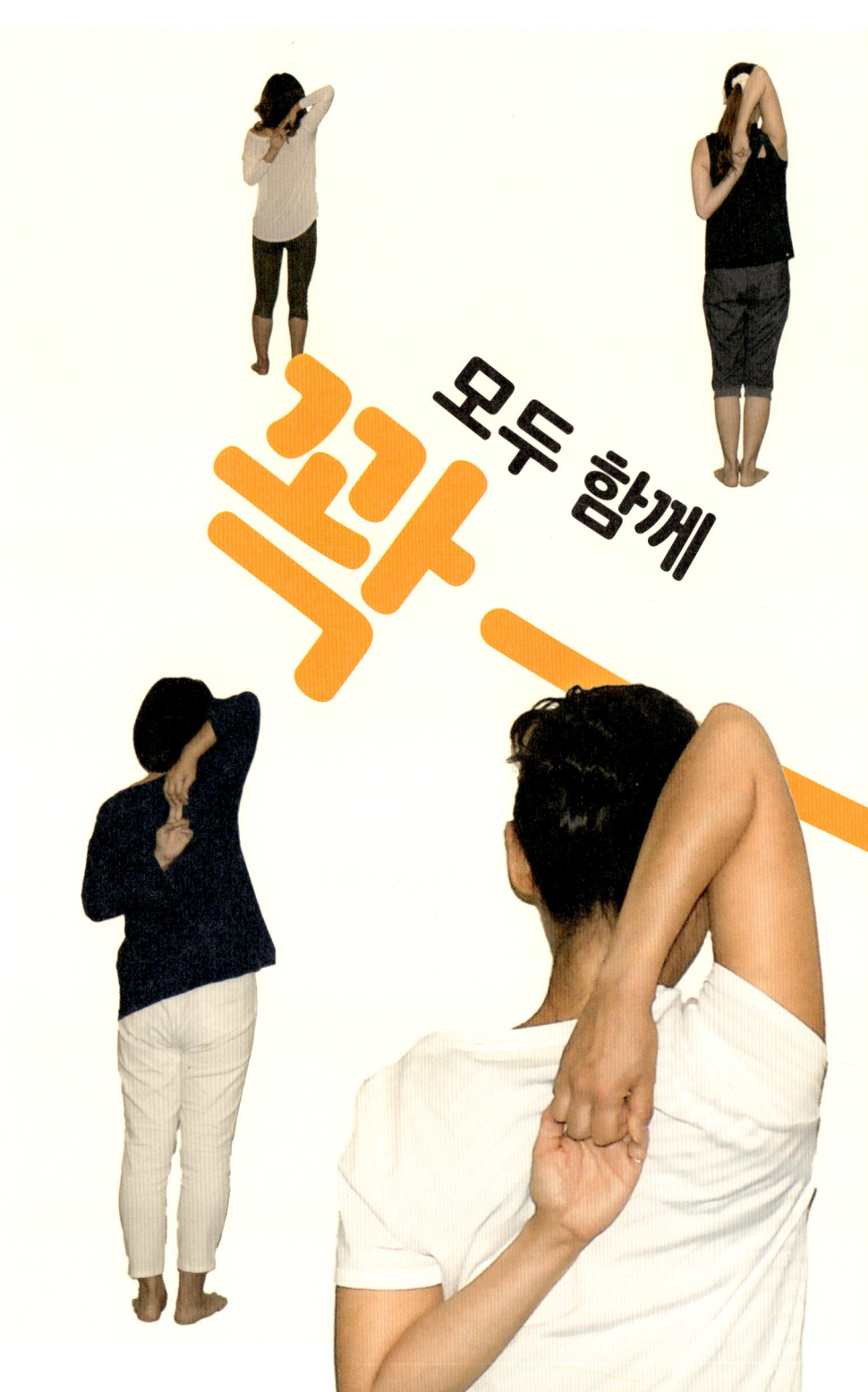

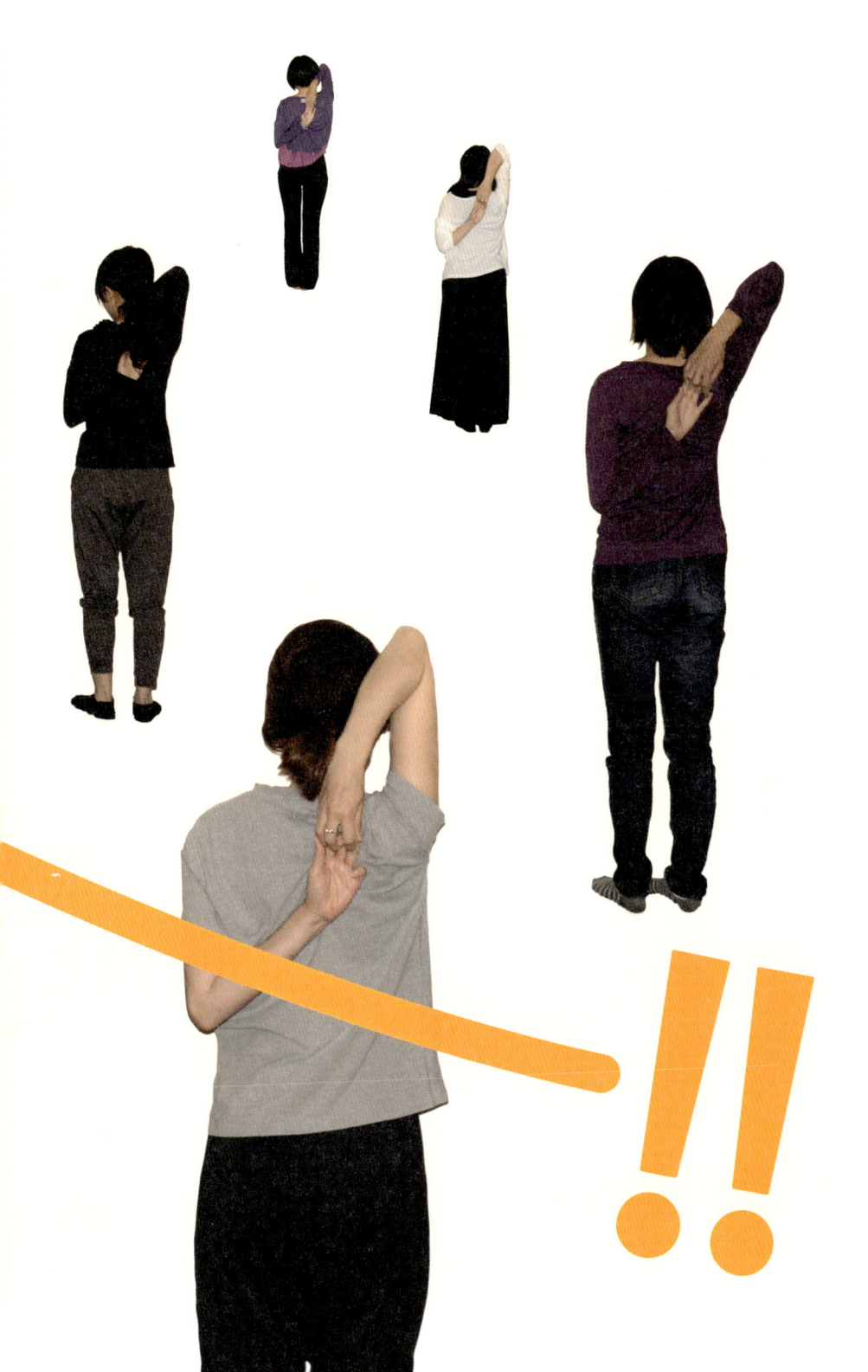

INTRO

당신의
등은 유연합니까?

어깨 결림, 허리 통증, 피로, 냉증, 불면증, 위장 질환 등
좀처럼 낫지 않는 몸의 질병 대부분이
딱딱하게 굳은 등 때문이라는 것 알고 있나요?

등이 굳어있는지를 간단히 확인하는 방법이 있습니다.
사진처럼 **'등 뒤로 악수'**를 할 수 있습니까?
좌우 양손으로 등 뒤에서 악수를 할 수 있는지 시도해보세요.

양쪽이 다 안 되는 사람, 좌우 한쪽만 되는 사람.
당신도 그런 상태라면 주의하세요.

어깨뼈를 중심으로 하는 등 주변의 근육이
뻣뻣하게 굳으면 혈액순환이 원활하지 못합니다.
또 몸의 좌우 밸런스가 무너지면서
몸과 마음에 이상이 생겼을 가능성이 큽니다.

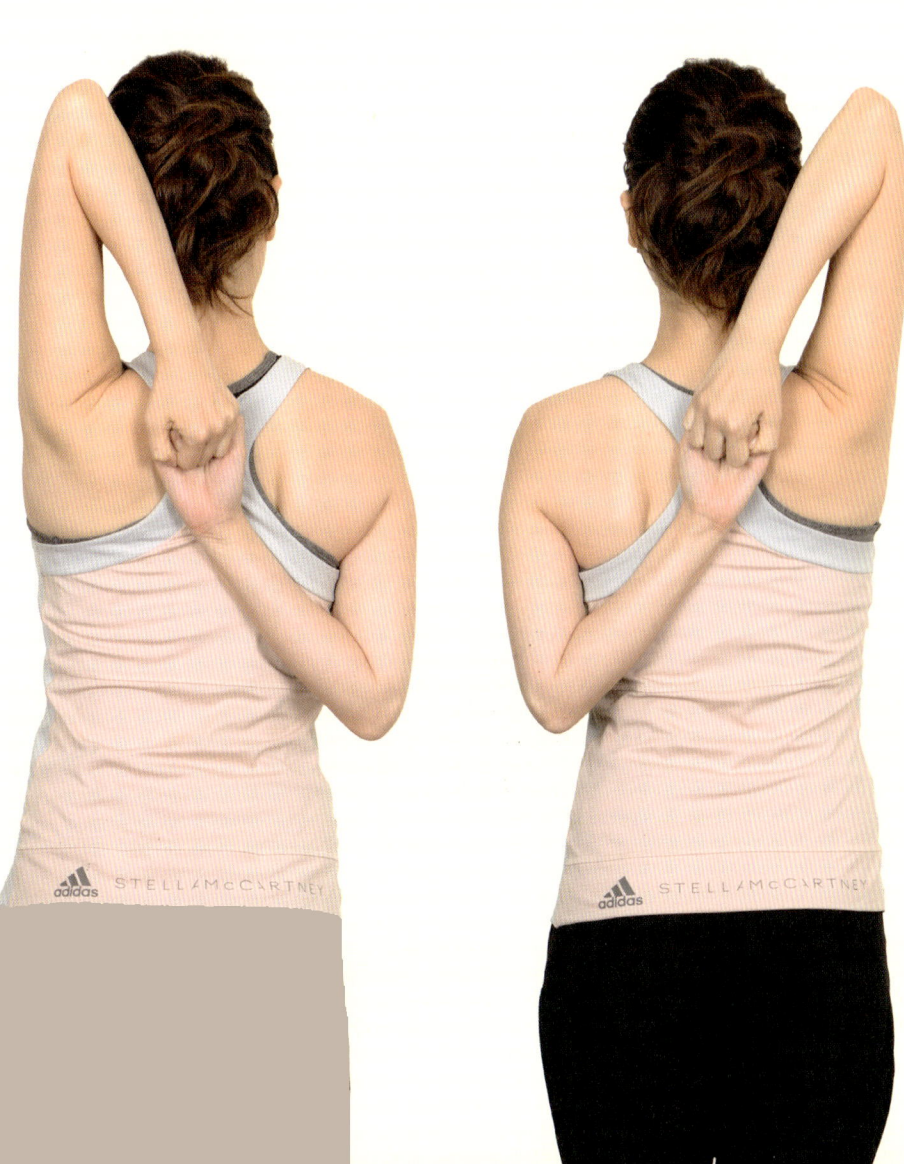

등이 유연한 사람은
건강해요!

등이 유연한 사람은 정말 건강한 걸까요? 등을 잘 사용하는 운동 중 바로 떠오르는 것은 수영입니다. 그래서 수영 교실에 다니는 사람들의 이야기를 들어보았습니다. 수영을 시작해서 좋았던 점을 알려주세요.

"감기에 잘 걸리지 않아요."

"살이 5~6kg 빠졌습니다. 사이즈도 L에서 M으로 변했어요."

"걸음이 빨라졌어요. 보폭도 넓어졌고요."

"허리 통증이 사라졌어요."

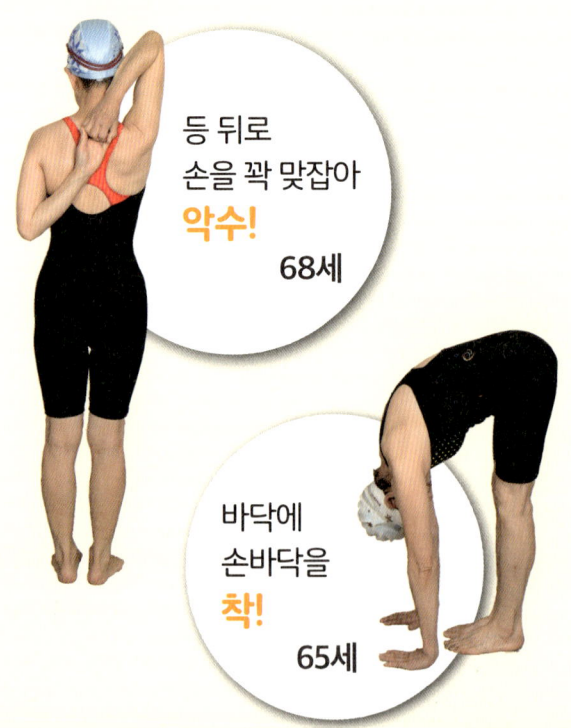

"나이가 들었어도 등 근육이 발달해서 키가 줄거나 하는 현상은 없습니다."
"몸이 가벼워요. 꽉 조여주는 느낌이 들어요."
"어깨 결림이 사라졌어요."
"피로를 덜 느끼게 되었어요."
"밤에 푹 잘 수 있어요."
"약을 먹지 않아도 건강해요."

어쨌든 여러분의 자세가 멋있어서 놀랐습니다. 역시 자세가 좋으면 나이보다 훨씬 젊어 보이는군요. 모두 수영을 시작한 지 10년 이상 되었다는데, 등이 유연해지면 이렇게 건강해질 수 있습니다.

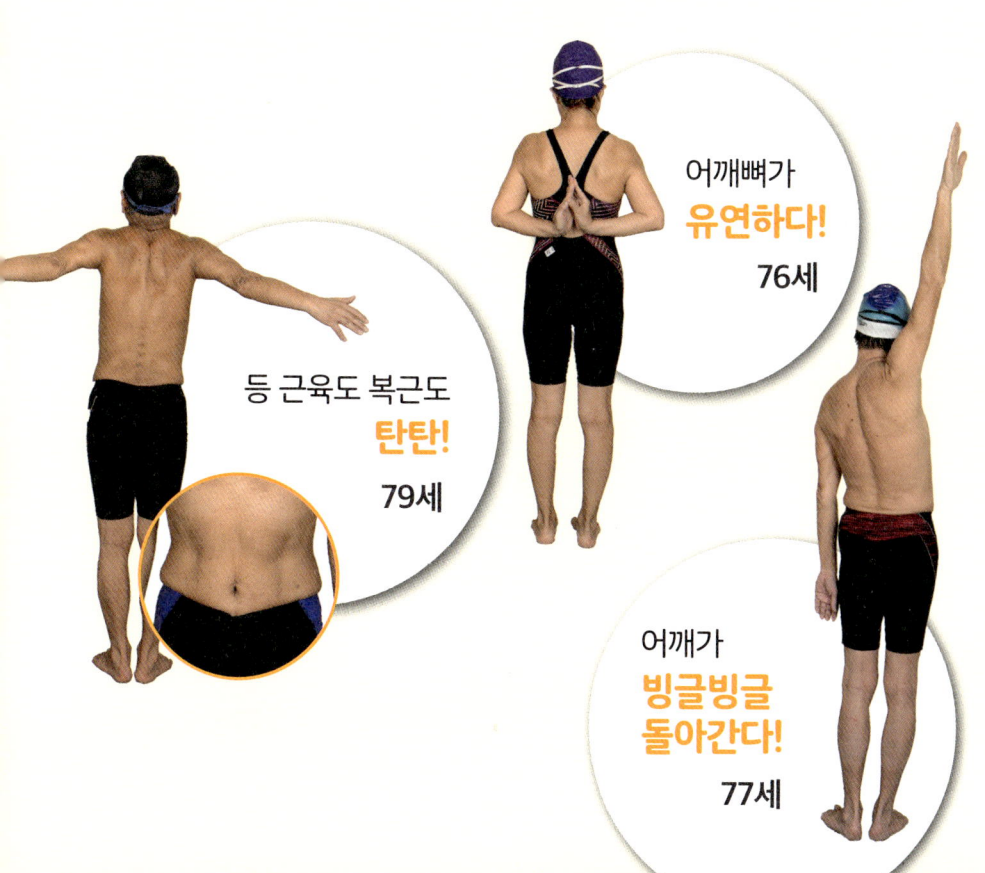

등은 온몸의 혈액순환을 책임지는
중요한 지점이에요!

근육은 몸을 움직이고 심장이나 내장을 충격에서 보호하며 열을 생성할 뿐 아니라 혈액의 순환을 돕는 중요한 역할을 합니다. 우리 몸은 이러한 근육들을 잘 움직여 몸 구석구석까지 산소와 영양소를 보내 불필요한 노폐물을 흘려보냅니다.

혈액순환이 원활하지 않으면 온몸에 다양한 이상이 일어납니다.

등이 굳으면 심장에서 보낸 신선한 혈액을 등에서 막아버려 꼭 배출해야 하는 노폐물을 배출하지 못하게 됩니다. 또한 근육의 긴장 상태가 이어져 통증이나 결림 현상이 생깁니다. 이러한 증상이 교감신경을 자극하여 혈관이 수축하면 혈액순환은 더욱 나빠집니다. 이 때문에 피로와 나른함, 스트레스, 냉증, 우울증, 혈당과 혈압을 조절하는 기능의 저하, 내장 기능 저하 등을 초래하는 것입니다.

등 근육이 굳으면 혈액순환이 나빠져 몸 전체에 영양소를 공급할 수 없게 됩니다.

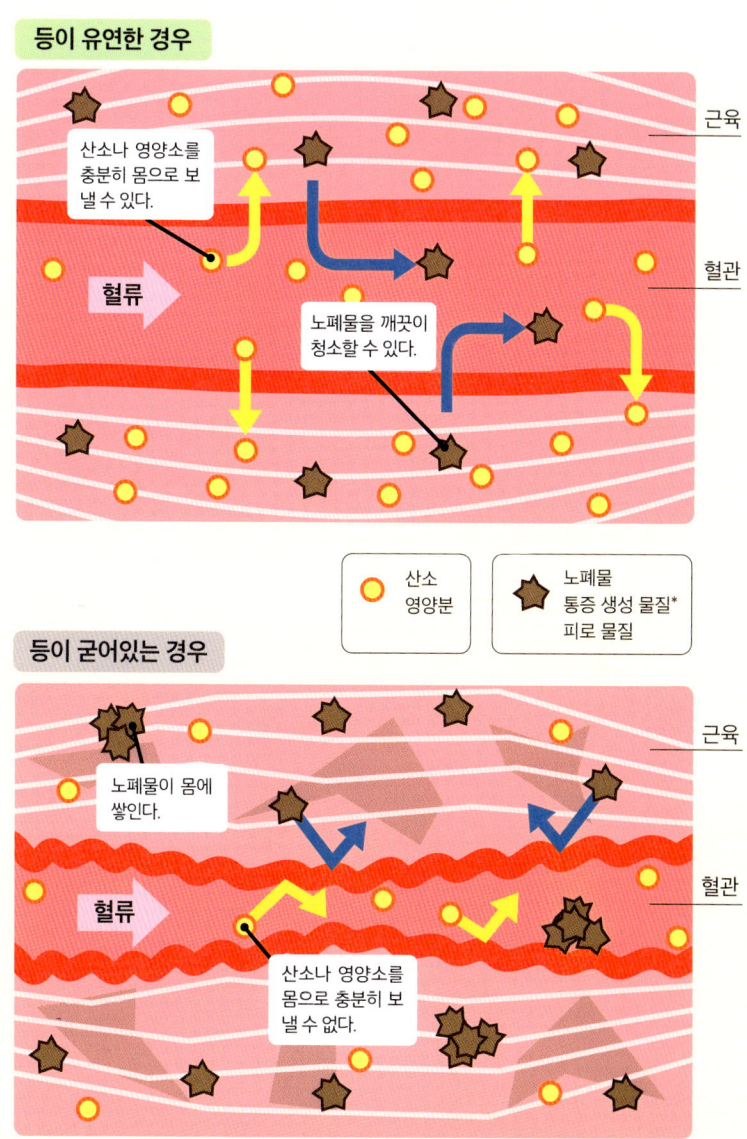

*통증 생성 물질 : 매우 희석된 용액 상태로 신경 말단에 작용하여 통증을 일으키는 물질을 말한다. 아세틸콜린, 히스타민, 세로토닌, 브라디키닌 등은 강력한 통증 생성 물질이다.

하지만 안심하세요.

지금 당장 '등 뒤로 악수'를 할 수 없는 사람도
이 책에서 소개하는 **등 스트레칭을 하루 단 3분, 3주 동안** 지속하면
딱딱하게 굳은 등 주변 근육이 풀어질 수 있습니다.
그러면 등 뒤로 악수 자세가 좌우 양쪽으로 가능해질 거예요.

동시에 몸 전체의 혈액순환이 좋아져
늘 고민이던 몸의 이상 증상이 순식간에 개선될 겁니다.
자, 등 뒤로 **꽉** 악수하기를 목표로 '등 스트레칭'을 시작해보세요!

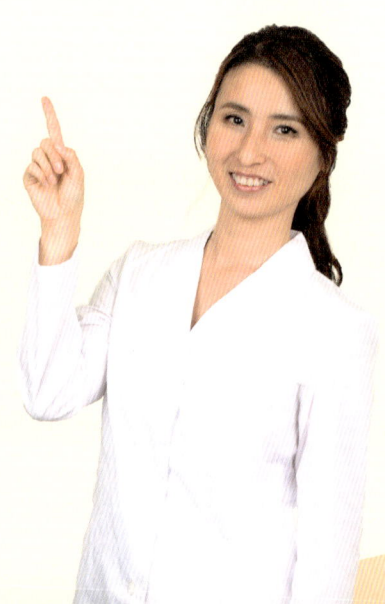

'등 스트레칭'의 훌륭한 점은
효과가 확실히 드러나 실감할 수 있다는 것입니다.
꼭 등 뒤로 악수하기 자세가 성공했을 때의
성취감과 상쾌함을 즐겨보세요.

등 뒤로 악수할 때 손과 손 사이 간격이 1cm라도 가까워졌다면
당신의 몸 상태도 그만큼 좋아진 것입니다.
이 책에서는 하루에 3분, 3주 동안
등 뒤로 악수하기 자세가 가능해지도록
4가지 등 스트레칭 방법을 소개합니다.

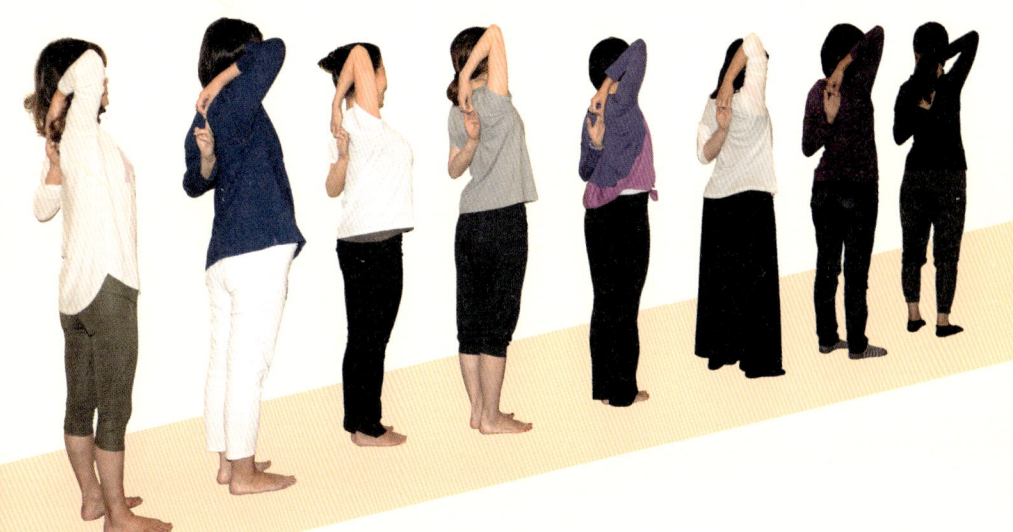

자세 미리보기

양손으로 벽 밀기

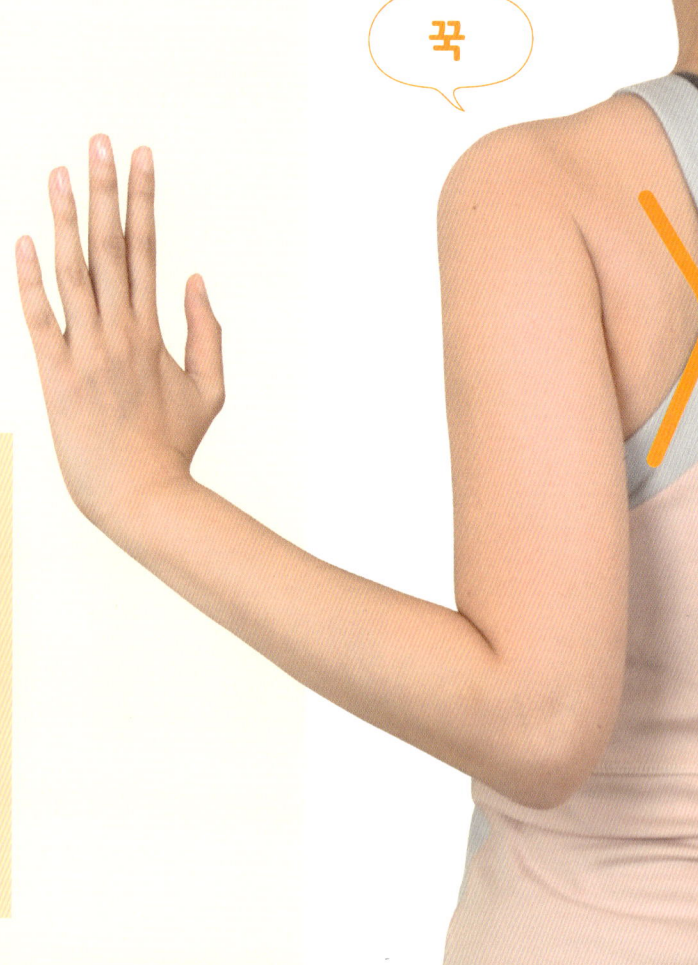

꾹

1

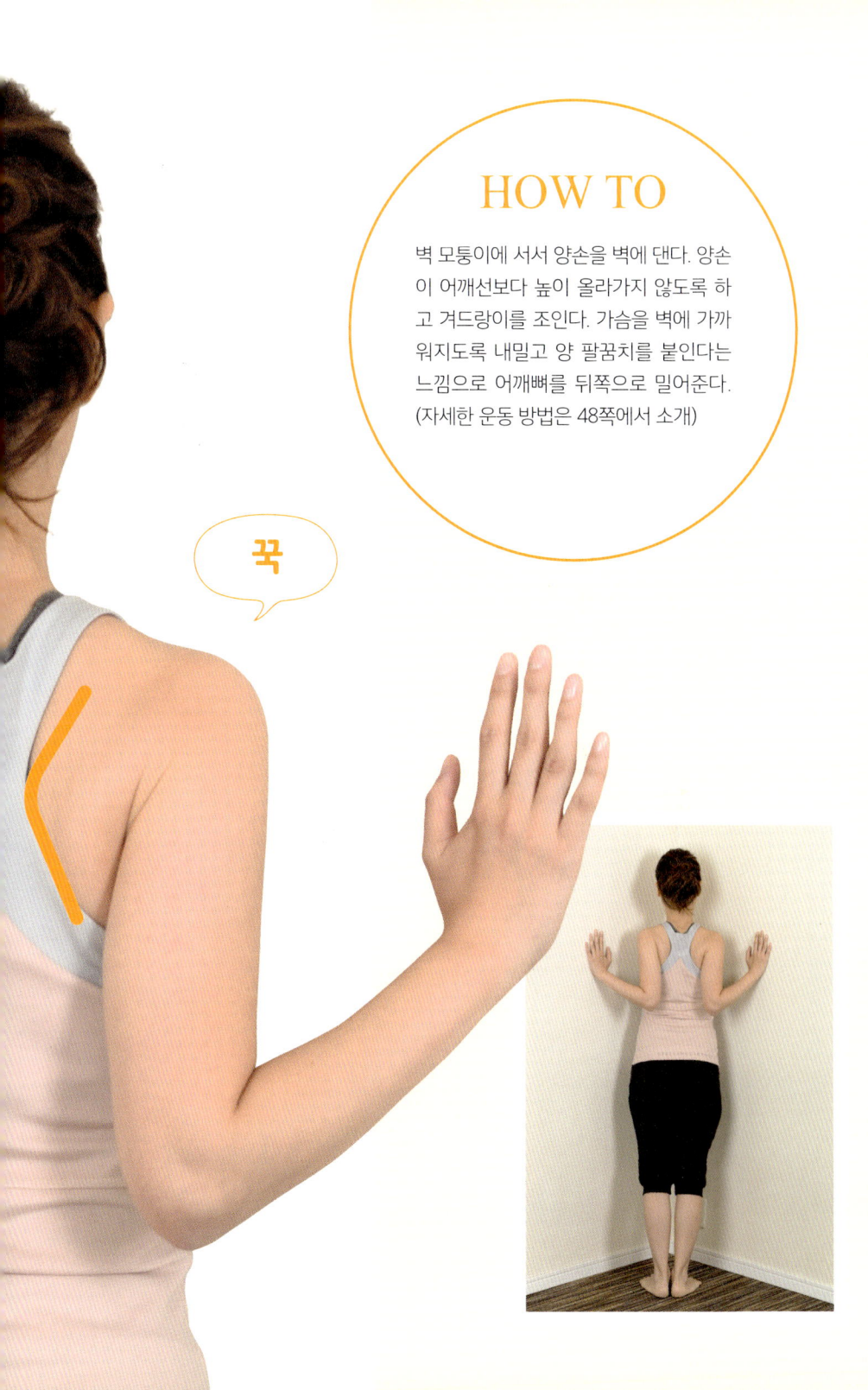

HOW TO

벽 모퉁이에 서서 양손을 벽에 댄다. 양손이 어깨선보다 높이 올라가지 않도록 하고 겨드랑이를 조인다. 가슴을 벽에 가까워지도록 내밀고 양 팔꿈치를 붙인다는 느낌으로 어깨뼈를 뒤쪽으로 밀어준다. (자세한 운동 방법은 48쪽에서 소개)

꾹

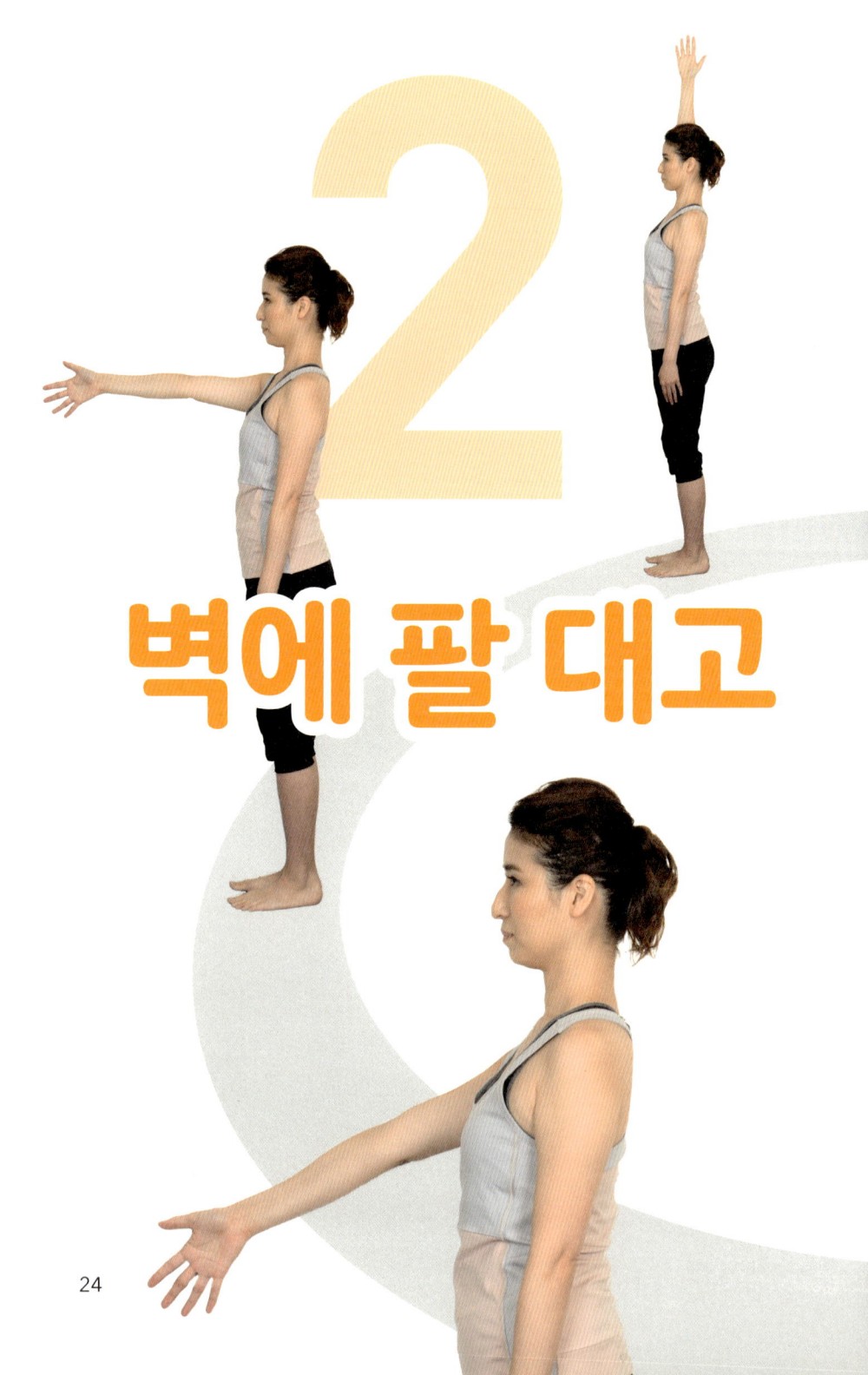

2 벽에 팔 대고

HOW TO

등 근육을 쭉 펴고 벽 옆에 선다. 한쪽 손을 벽에 대고 아래에서 위쪽으로 크게 원을 그리듯이 팔을 뒤로 돌린다. 아래에서 위로 팔을 올릴 때는 손바닥이 머리 쪽을 향하도록 한다. 위에서 아래로 내릴 때는 손바닥이 벽 쪽을 향하도록 한다. (자세한 운동 방법은 52쪽에서 소개)

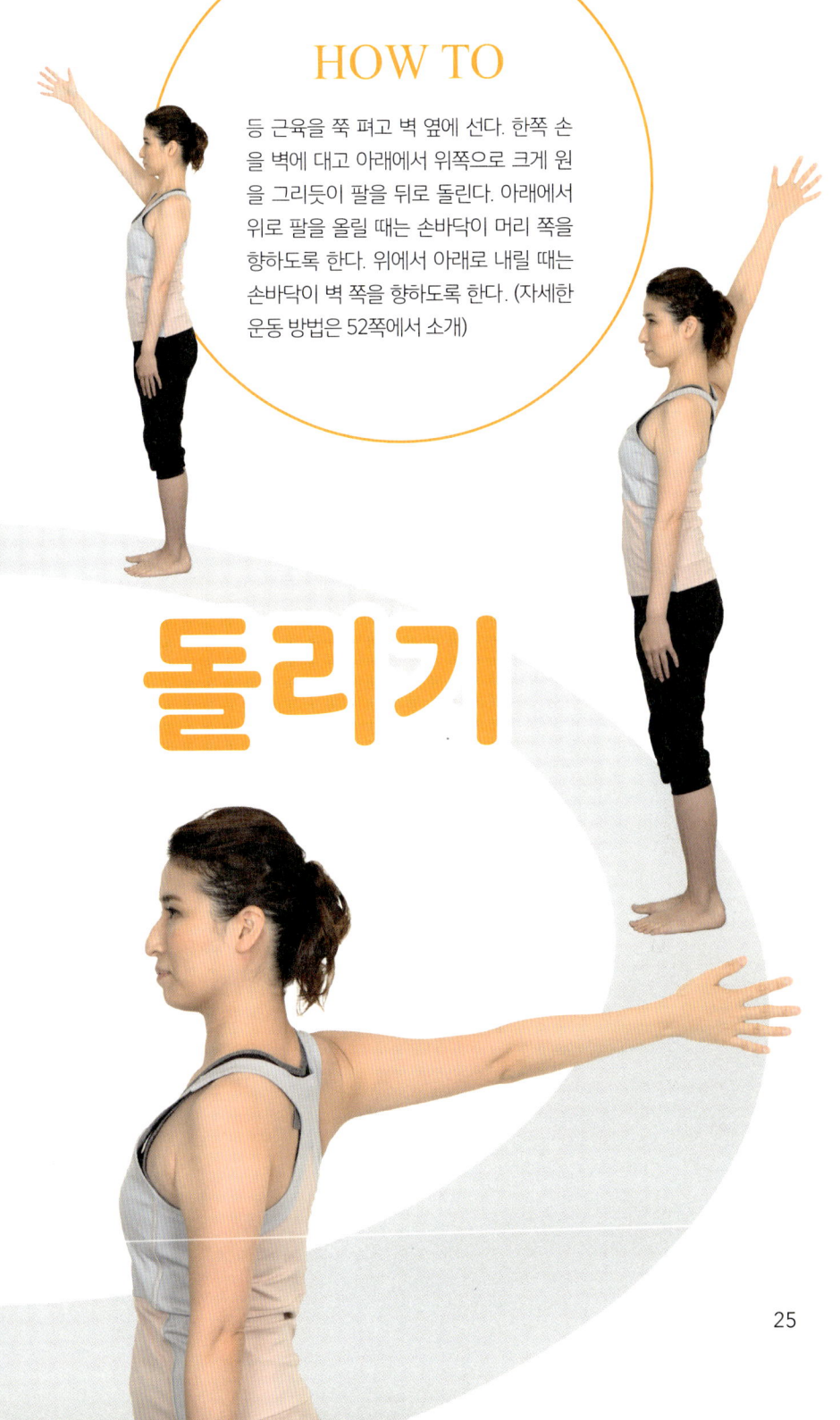

돌리기

어깨뼈
풀어주기

3

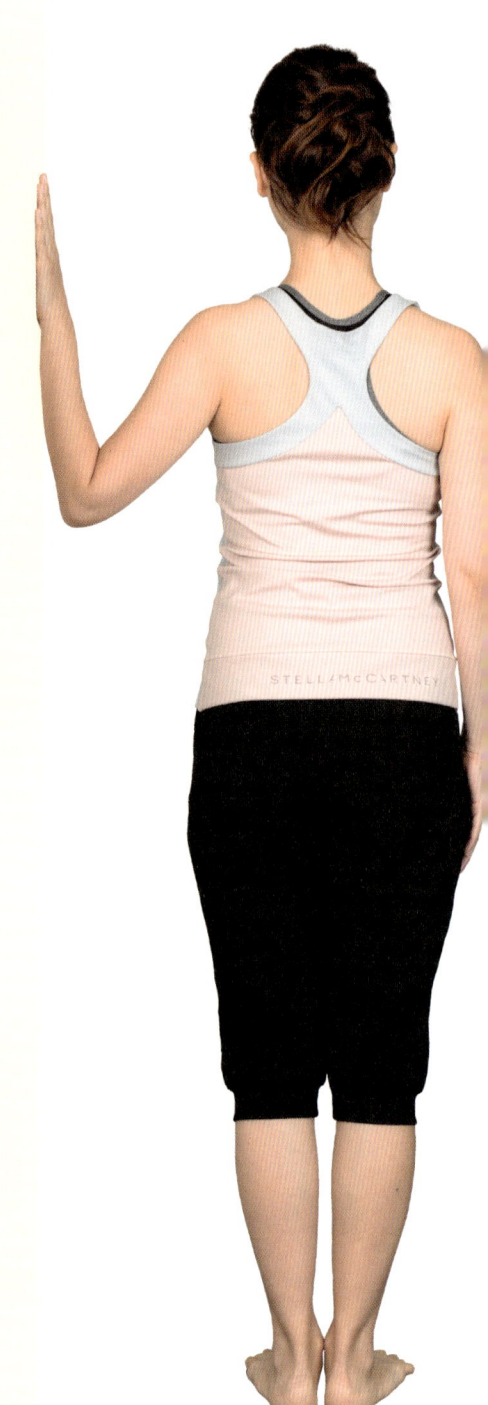

HOW TO

벽 옆에 서서 한쪽 손바닥을 벽에 대고 체중을 실어 지탱한다. 하반신은 고정한 채 상반신을 벽 쪽으로 기울인다. (자세한 운동 방법은 56쪽에서 소개)

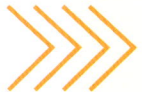

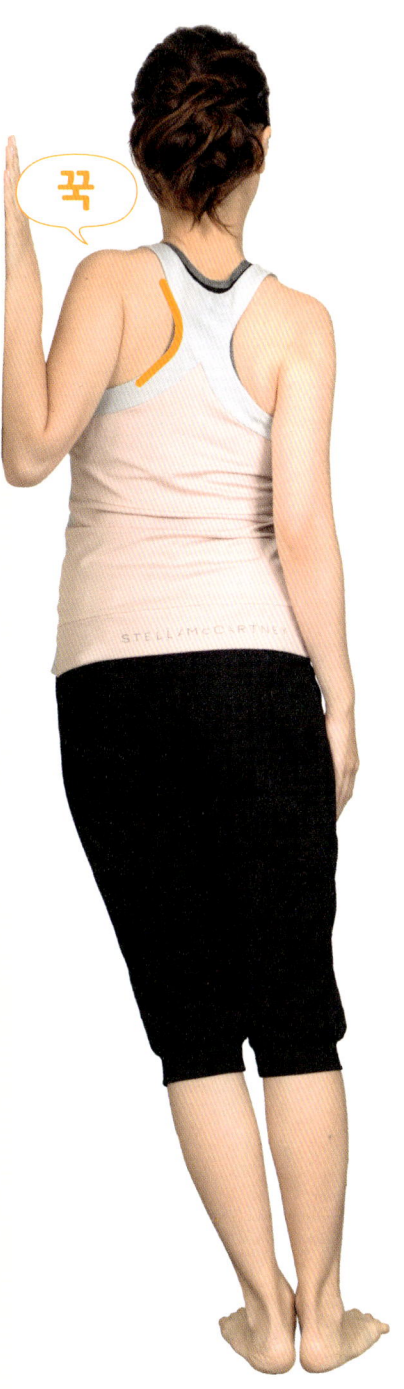

등 풀어주기

아래쪽 손의 경우

벽 옆에 서서 등 쪽으로 한쪽 팔꿈치를 구부린다. 팔꿈치와 어깨를 벽에 붙이고 누르며 근육을 이완시킨다.

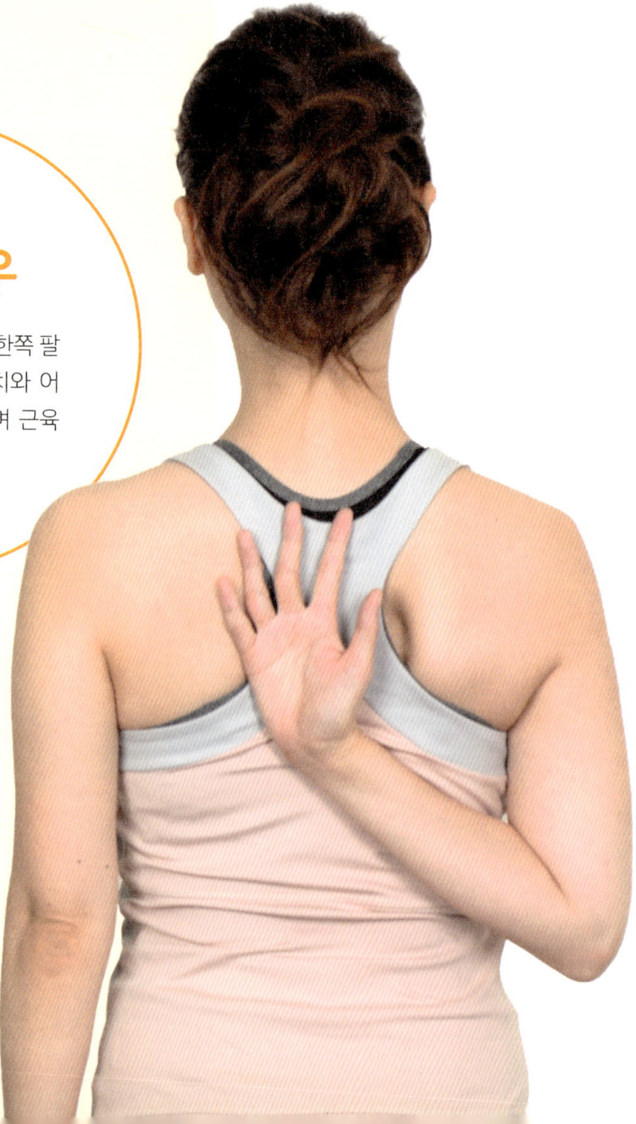

위쪽 손의 경우

벽 옆에 서서 벽 쪽 팔을 위로 올린다. 팔꿈치를 구부려 손바닥이 어깨 위치에 오도록 한다. 팔꿈치를 벽에 붙이고 누르며 근육을 이완시킨다. (자세한 운동 방법은 60쪽에서 소개)

4

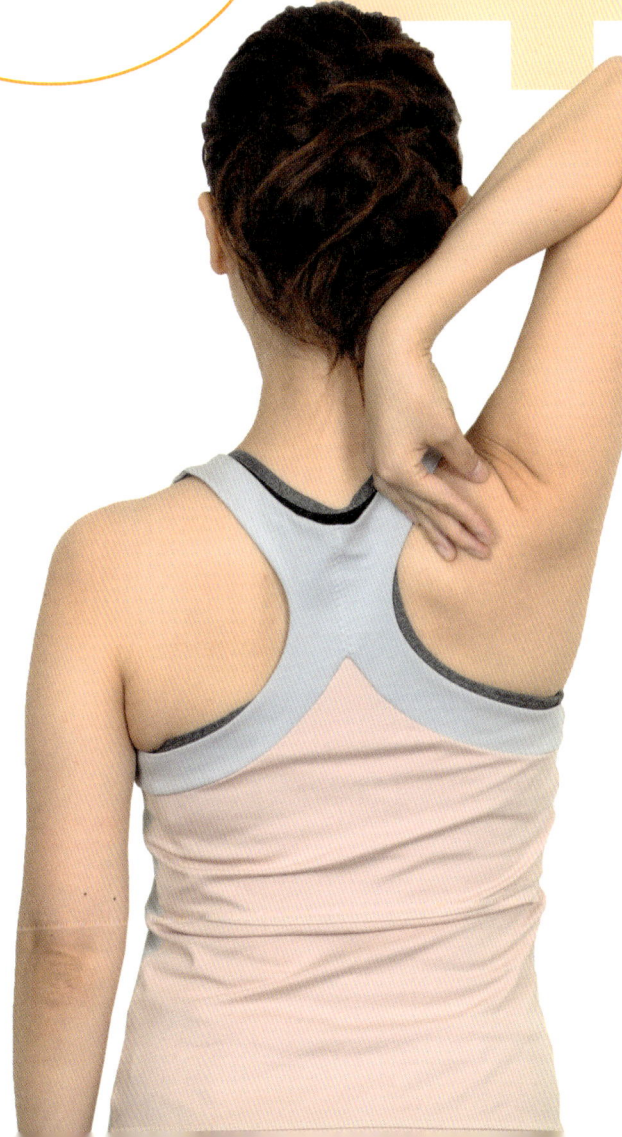

이 4가지 스트레칭으로 등이 유연해진다!
이로 인해 따라오는 효과들

어깨 결림과 **허리 통증**이 사라졌어요!

매일 푹 잘 수 있어요!

자세가 좋아져서 버스 한 정거장 정도는 걸어도 문제없어요.

수축기 혈압이 110대로 돌아왔어요.

- **냉증**이 개선되어 몸이 따뜻해졌어요.

- 호흡이 편해지고 **우울한 기분이 사라졌어요!**

- 몸이 쉽게 **피로해지지 않아요.**

- 10년 이상 고민이었던 **변비가 해결됐어요!**

- 혈액순환이 좋아져서 **살이 5kg 빠졌어요!**

- **두통이** 사라졌어요!

등 스트레칭 생생 후기

등이 유연해져서 몸 상태까지 좋아졌어요!

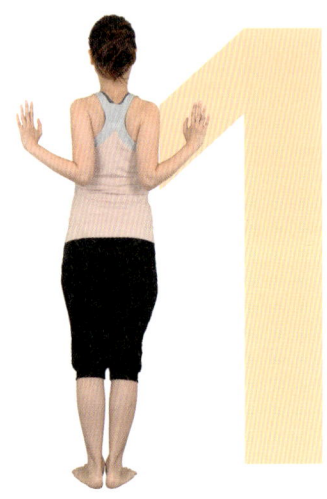

1 양손으로 벽 밀기

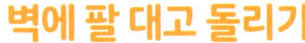

벽에 팔 대고 돌리기

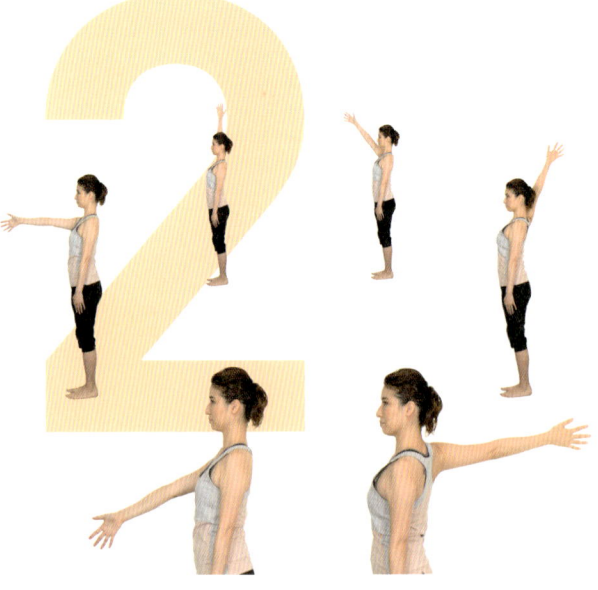

이 책에서 소개하는 4가지 등 스트레칭을 실제로 해봤습니다. 의사인 가와모토 도오루 선생님의 지도 아래, 몸 상태를 꾸준히 확인받으면서요. 스트레칭을 시작하기 전에 등 뒤로 악수하기가 되지 않았던 사람도 3주 후에 놀라운 변화가 일어났습니다. 이제 3인의 참가자를 직접 만나볼까요?

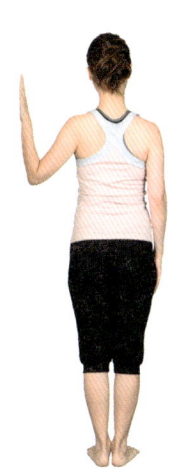
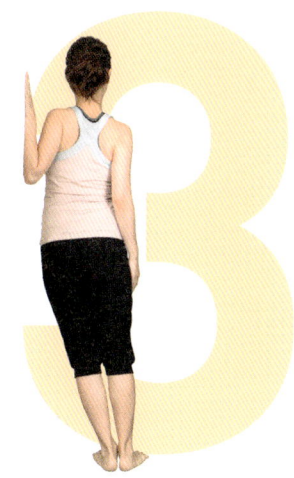

어깨뼈 풀어주기

등 풀어주기

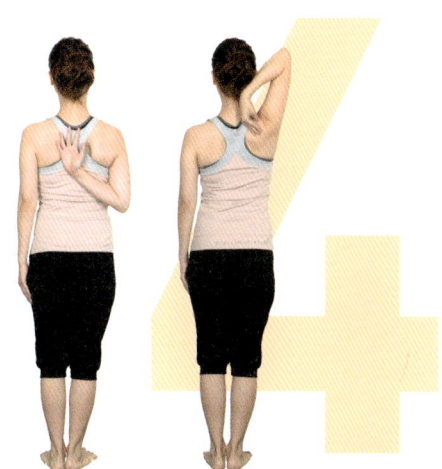

체험자 01

갱년기로 우울했던 마음이
등 스트레칭을 하면서 사라졌어요!

왼손이 위로 오는 등 뒤로 악수하기 자세는 전혀 할 수 없었어요. 3주 동안, 매일 반신욕 후에 등 스트레칭을 실천했습니다. **날이 갈수록 등과 어깨가 가벼워졌고, 3주 후에는 양손 모두 등 뒤로 악수하기를 할 수 있었어요.** 성공했을 때의 상쾌함, 성취감은 정말 최고였어요! 몇 년 전부터 갱년기가 시작되어 이유 없이 매일 우울했는데, **등 스트레칭을 시작하고 나서 기분도 긍정적으로 변했습니다.** 앞으로도 계속 등 스트레칭을 하고 싶네요.

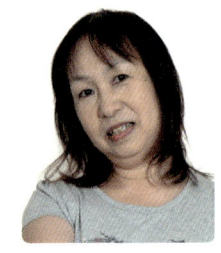

미야바라 레이코 씨
(59세 · 비상근 사무직)

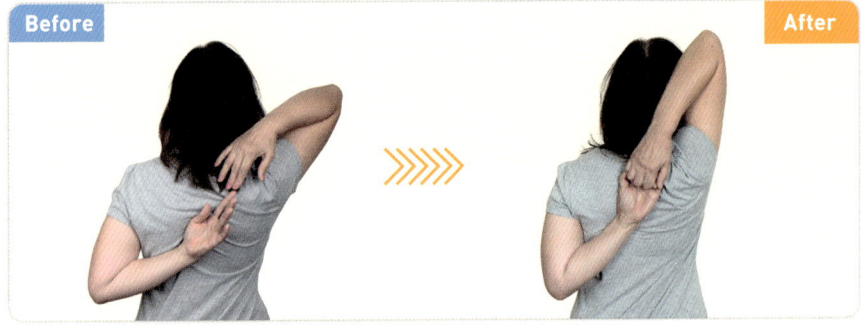

양손 모두 닿아서 몸의 밸런스가 개선되었어요!

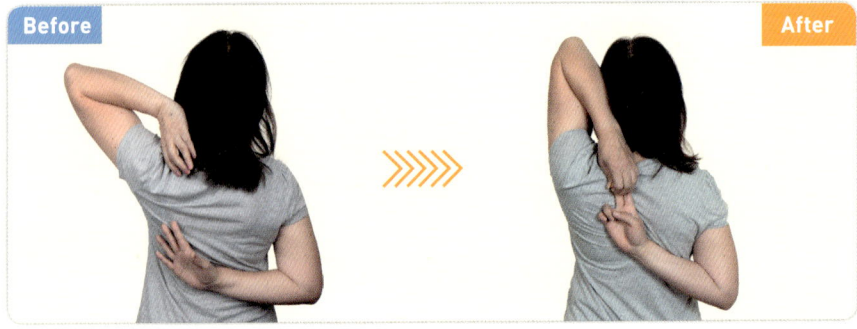

―――――――――――― 체험자 02 ――――――――――――

어깨나 목 근육 결림이 사라지고
몸이 따뜻해져요!

등 스트레칭을 3주 동안 했습니다. 저는 냉증 때문에 목과 어깨가 자주 결려서 겨울에 특히 힘든 편인데요. '양손으로 벽 밀기' 자세가 가장 마음에 들었어요. **등에서 좋지 않은 노폐물 같은 것들이 어딘가로 흘러나가는 것 같고 온몸이 따뜻해지더라고요.** 스트레칭을 시작한 날부터 어깨 결림이 줄어들고 피로나 나른함도 잘 느끼지 못했어요. 평소 유연한 편이어서 그런지 3주 동안 했더니 양손 모두 등 뒤로 악수하기 자세에 성공했어요. 등뿐 아니라 **전신이 유연해져서 취미로 요가도 즐기게 되었답니다.**

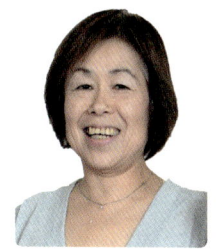

후루야 유코 씨
(64세 · 주부)

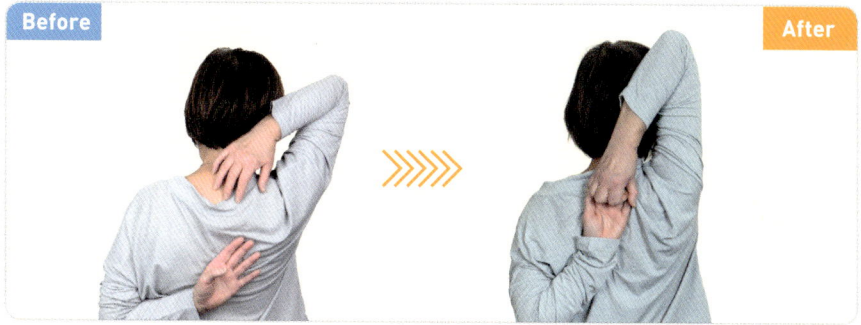

커다란 변화! 등 뒤로 악수하기 자세 완벽 성공

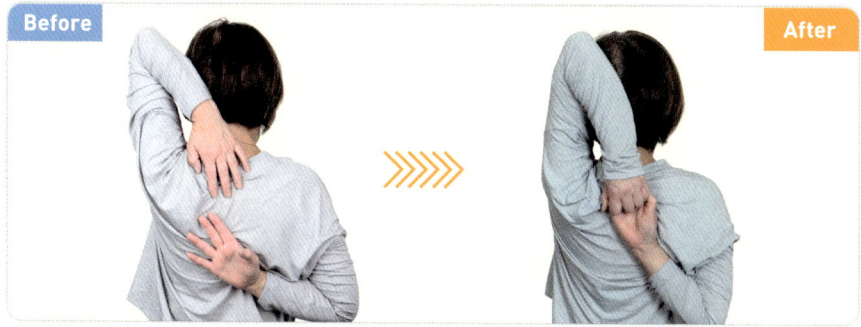

체험자 03

컴퓨터로 인한 눈의 피로와 두통이 거짓말처럼 사라졌어요!

오래 앉아서 일할 때가 많아서 눈의 만성피로·두통 등이 늘 고민이었습니다. 매일 밤 반신욕 후 등 스트레칭을 했는데, **상반신이 시원해지는 느낌이 들었어요. 짐을 짊어지고 있나 싶을 정도로 무겁던 어깨가 확 풀렸습니다. 움직일 수 있는 영역이 넓어졌음을 실감했죠.** 등 뒤로 악수하기도 왼손을 위로 했을 때는 손이 좀처럼 닿지 않았는데 상당히 개선되었습니다. 몸의 좌우 밸런스가 좋아진 덕분인지 오랫동안 앓던 두통도 사라졌고 약에 의존하는 일도 줄었습니다.

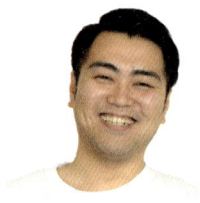

하타노 료고 씨
(31세·회사원)

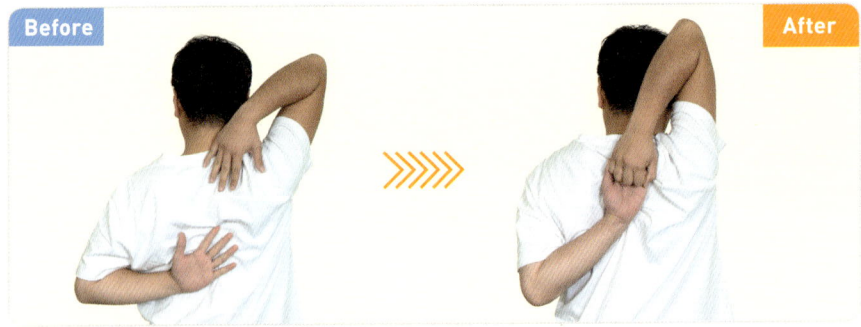

딱딱하게 굳었던 등이 풀어지기 시작했어요!

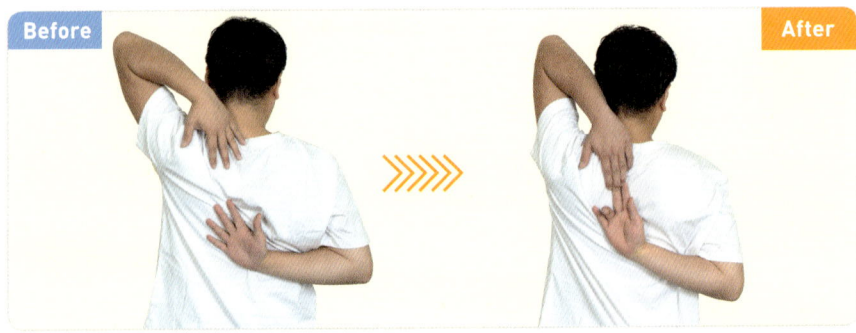

등 스트레칭 실천으로
혈액순환 개선!

등 스트레칭이 혈액순환 개선에 얼마나 효과가 있는지, 가와모토 도오루 선생님의 지도를 바탕으로 서모그래피 검사를 실행해봤습니다. 서모그래피는 피부 표면의 온도 분포를 측정하는 검사입니다. 온도가 낮으면 혈액순환 저하를 떠올릴 수 있고, 온도가 높아지면 순환이 개선되었다는 의미입니다. 측정은 등 스트레칭을 시작하기 전과 스트레칭 직후, 스트레칭을 계속하는 1주일 동안 실시했습니다.

그 결과 등 스트레칭으로 인해 혈액순환이 좋아진 것을 확인할 수 있었습니다. 효과에는 개인차가 있지만, 어깨뼈 주변 근육이 풀어지면 확실히 혈액순환이 개선됩니다.

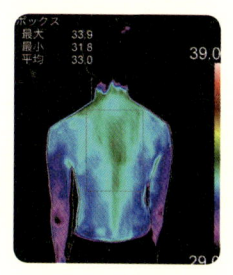
등 스트레칭을 시작하기 전
(평균 33.0℃)

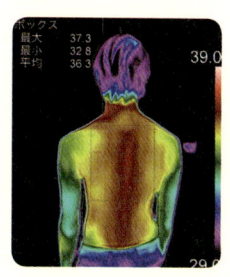
등 스트레칭 직후
(평균 36.3℃)

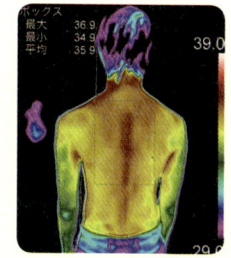
1주일 동안 스트레칭을
계속한 뒤에 잰 평상시 등의 온도
(평균 35.9℃)

"스트레칭 직후 피부 표면 온도의 상승은 예상 범위 내였습니다.
1주일 후의 결과는 기대 이상이었죠." (가와모토 선생님)

BACK STRETCHING

PART 1

혈액순환이 극적으로 좋아지는

등 스트레칭 3주 프로젝트

CHECK

일상 동작에서 빼놓을 수 없는 어깨뼈, **왜 중요할까?**

'등 스트레칭 3주 프로젝트'를 실천하면 누구나 등 뒤로 악수하기를 할 수 있습니다. 양손이 상당히 떨어져 있던 사람은 손끝이 닿게 되고, 손끝이 닿을 정도였던 사람은 등 뒤로 꽉 악수를 할 수 있게 됩니다.

등 뒤로 악수를 할 수 없는 이유는 등이나 어깨 주변이 굳어있기 때문입니다. 특히 어깨뼈 주변 근육이 뻣뻣하게 굳은 상태일 가능성이 있습니다. 어깨뼈 주변이 굳었다고 해서 일상생활이 어려운 것은 아니지만, 모든 동작이 제한되거나 둔해지는 것은 어쩔 수 없습니다. 그것이 결국 부상이나 통증으로 이어지고, 신진대사가 원활하지 못해 살이 찌는 원인이 되기도 합니다.

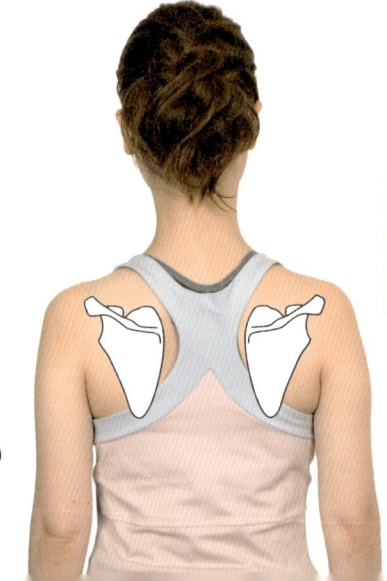

어깨뼈는 등의 좌우에 날개처럼 붙어있습니다. 빗장뼈에만 이어져 있어서 공중에 떠 있는 것 같은 상태입니다. 이 때문에 어깨뼈는 자유롭게 움직일 수 있는 특징이 있습니다.

어깨뼈는 다양한 움직임에 관여하므로 굳지 않도록 주의하세요!

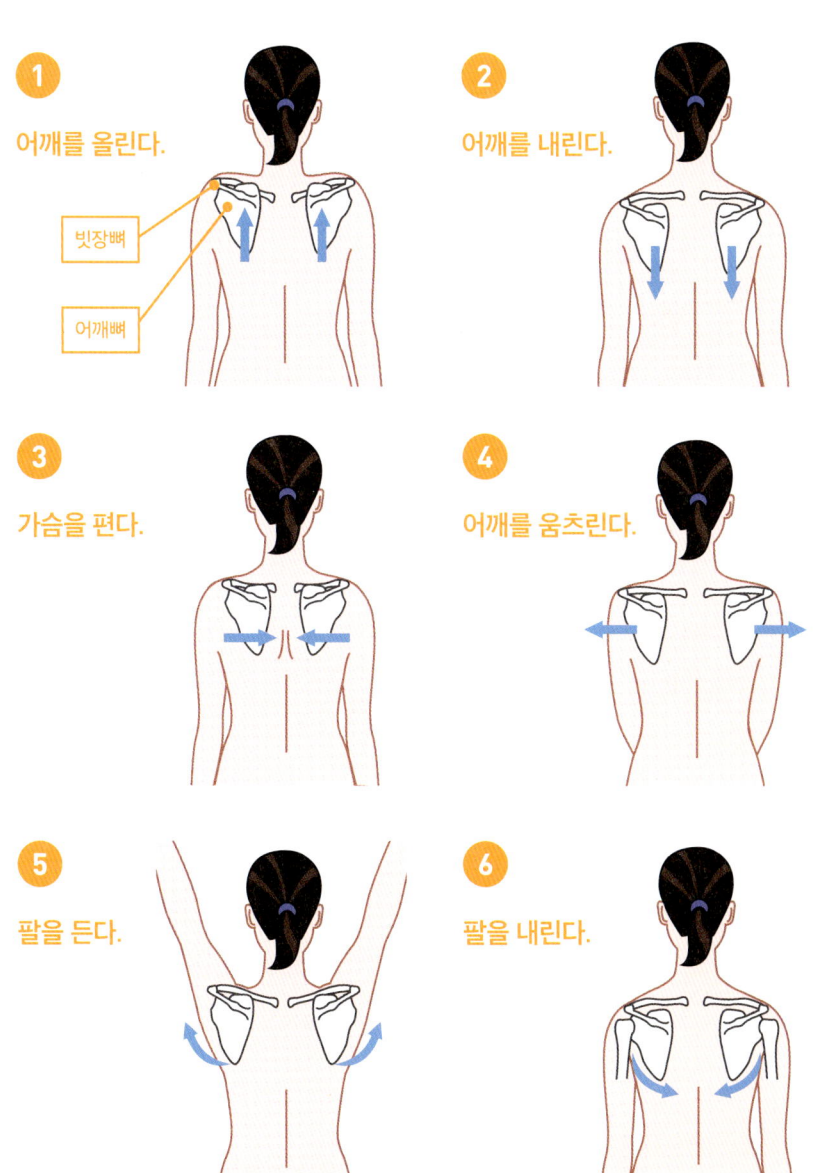

다양한 근육으로 둘러싸인 어깨뼈,
굳으면 몸에 이상이 생긴다

  등에 날개처럼 붙어있는 어깨뼈는 관절운동 범위가 큰 만큼, 세세한 움직임을 도와주는 여러 개의 근육이 이 뼈를 지탱하고 있는 구조입니다. 근육의 수는 크고 작은 것을 합쳐 18종류입니다. 그중에서 어깨뼈를 움직이거나 고정하는 대표적인 근육은 오른쪽 페이지(43쪽)에 소개한 다섯 종류입니다.

  어깨뼈가 굳으면 이러한 근육까지 다 같이 뻣뻣하게 굳어서 원활하게 움직일 수 없습니다. 근육의 움직임이 나빠지면 근육의 중요한 역할 중 하나인 혈액순환을 돕는 기능도 저하됩니다. 이것이 몸에 생기는 모든 이상의 원인이 되는 것이죠.

어깨뼈와 관련된 다양한 근육들, 등 스트레칭으로 부드럽게 만든다!

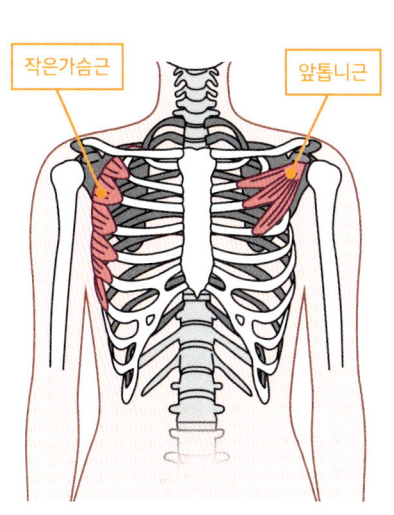

정면

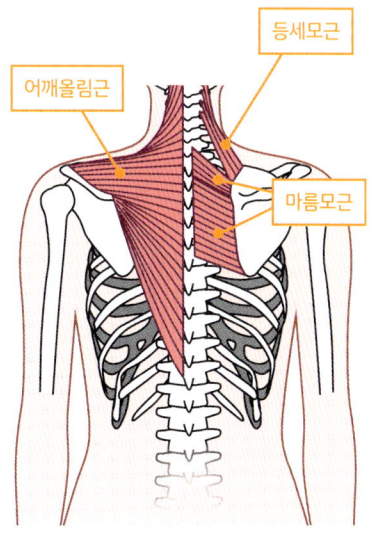

후면

동작	주요 근육
① 어깨를 올린다.	등세모근, 어깨올림근, 마름모근
② 어깨를 내린다.	등세모근, 작은가슴근
③ 가슴을 편다.	등세모근, 마름모근
④ 어깨를 움츠린다.	앞톱니근, 작은가슴근
⑤ 팔을 든다.	등세모근, 앞톱니근
⑥ 팔을 내린다.	마름모근, 작은가슴근

하루 3분, 3주면
등 뒤로 악수를 할 수 있다

　몸에서 일어나는 각종 이상의 원인이 되는 어깨뼈. 그 주변이 얼마나 굳은 상태인지 간단히 확인하는 방법이 '등 뒤로 악수하기'입니다. 악수를 할 수 있다면 어깨뼈 주변이 유연해진 것입니다. 이를 실현하기 위한 운동이 지금부터 소개하는 '등 스트레칭'입니다.

　등 스트레칭은 총 3주 프로젝트입니다. 1일 구성은 준비 운동 30초, 매일 하는 스트레칭 60초, 그리고 매주 내용을 바꾸는 주차별 스트레칭이 90초입니다. 소요 시간은 하루에 약 3분입니다. 스트레칭은 식사 직후만 피하면 아무 때나 상관없습니다. 이 루틴을 지속하기만 해도 3주 후에는 등 뒤로 악수를 할 수 있습니다.

'등 스트레칭'의 하루 3분 운동 메뉴

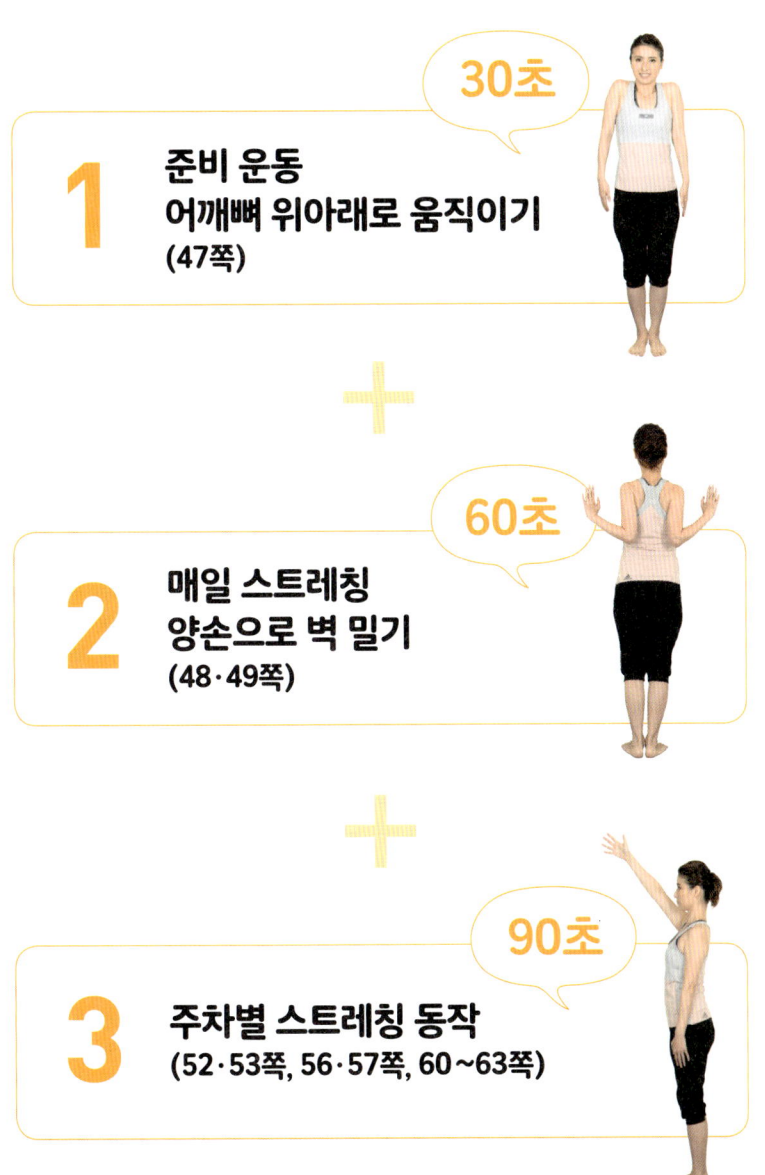

1 준비 운동
어깨뼈 위아래로 움직이기
(47쪽) — 30초

2 매일 스트레칭
양손으로 벽 밀기
(48·49쪽) — 60초

3 주차별 스트레칭 동작
(52·53쪽, 56·57쪽, 60~63쪽) — 90초

간단해서 오늘부터 시작할 수 있는
등 스트레칭

　등 스트레칭 동작은 누구나 쉽게 따라 할 수 있을 정도의 난이도입니다. 벽이나 벽 모퉁이를 이용해 어깨뼈와 어깨 주변을 효율적으로 풀어줍니다.

　하루 운동 메뉴는 약 3분 동안 실행하는 게 기준이지만, 평소 운동하는 습관이 몸에 배지 않은 사람이나 오랫동안 운동을 하지 않았던 사람은 시간에 구애받지 말고 신중하게 동작을 익히는 데 주력합니다.

　올바른 동작으로 스트레칭하지 않으면 효과를 얻을 수 없기 때문이에요. 또한 동작을 하는 도중에 통증이나 불편함이 느껴진다면 그때는 바로 스트레칭을 중단하세요. 그대로 계속하면 역으로 몸이 상하게 됩니다.

　자, 이제부터 구체적인 등 스트레칭 방법을 살펴봅시다.

준비 운동

굳은 어깨뼈를 위아래로 움직여 풀어주세요.

> 어깨를 위아래로 **10회** 움직인다

1 숨을 들이마시면서 어깨를 올린다

똑바로 서서 팔에 힘을 뺀다. 코로 숨을 들이마시면서 천천히 어깨를 들어 올린다.

2 숨을 내쉬면서 어깨를 내린다

입으로 '후' 하고 숨을 내쉬면서 빠르게 어깨를 내린다. 1과 2의 동작을 10회 반복한다.

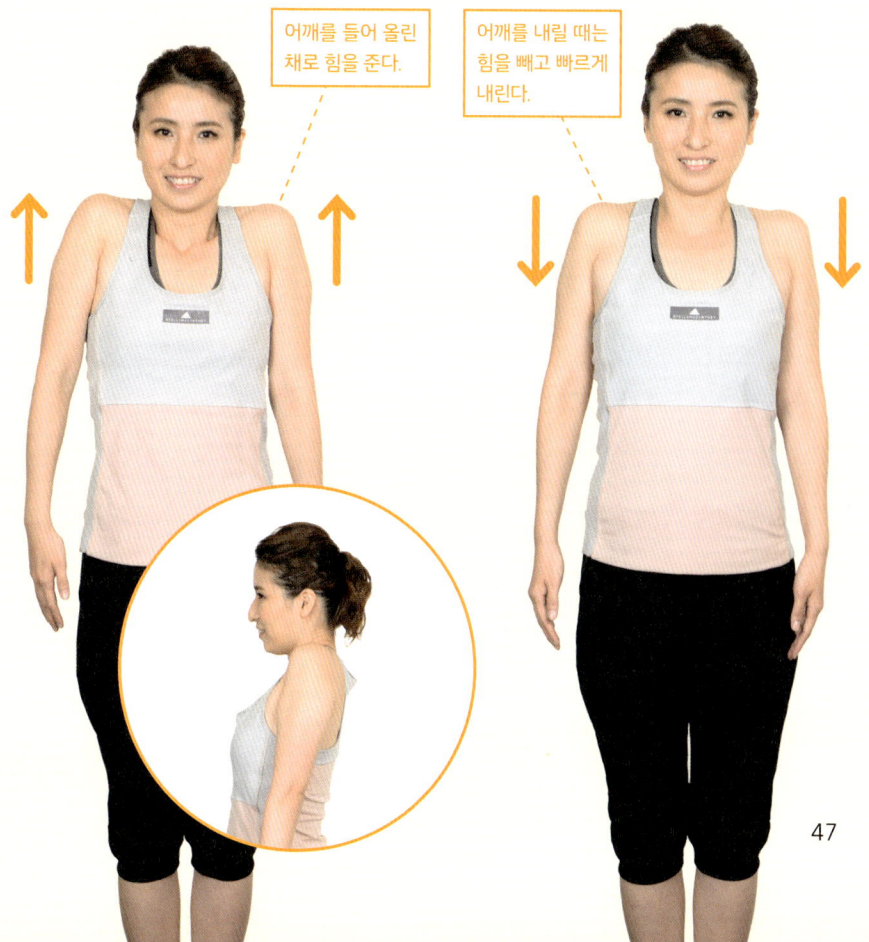

어깨를 들어 올린 채로 힘을 준다.

어깨를 내릴 때는 힘을 빼고 빠르게 내린다.

매일 스트레칭

준비 운동과 함께 '양손으로 벽 밀기' 스트레칭을 매일 해준다.

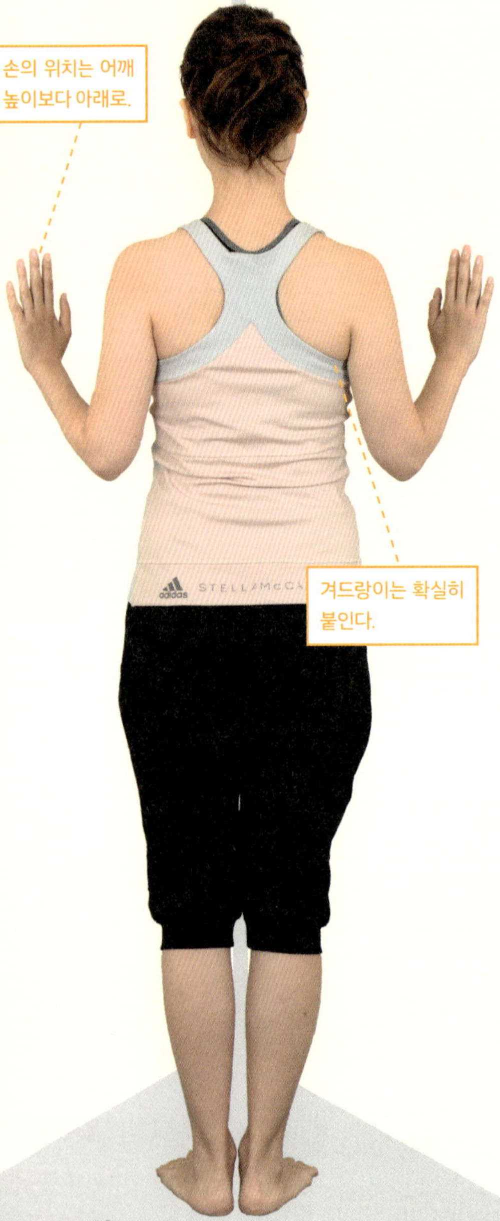

손의 위치는 어깨 높이보다 아래로.

겨드랑이는 확실히 붙인다.

1 벽 모퉁이 양쪽에 두 손을 댄다

벽 모퉁이에 정면으로 서서 팔꿈치를 구부리고 겨드랑이를 붙인다. 양손을 어깨높이보다 낮은 위치에 댄다.

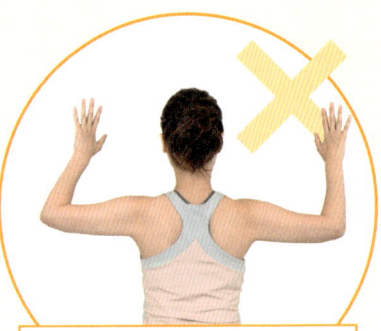

어깨가 올라가지 않도록 손은 어깨선보다 위에 대지 않는다.

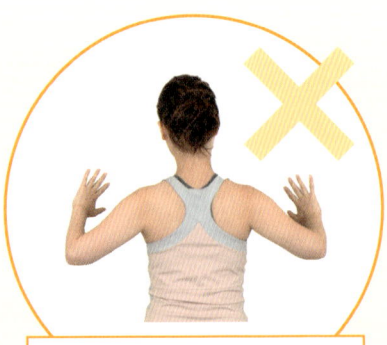

어깨뼈가 잘 움직이도록 겨드랑이를 떼지 않는다.

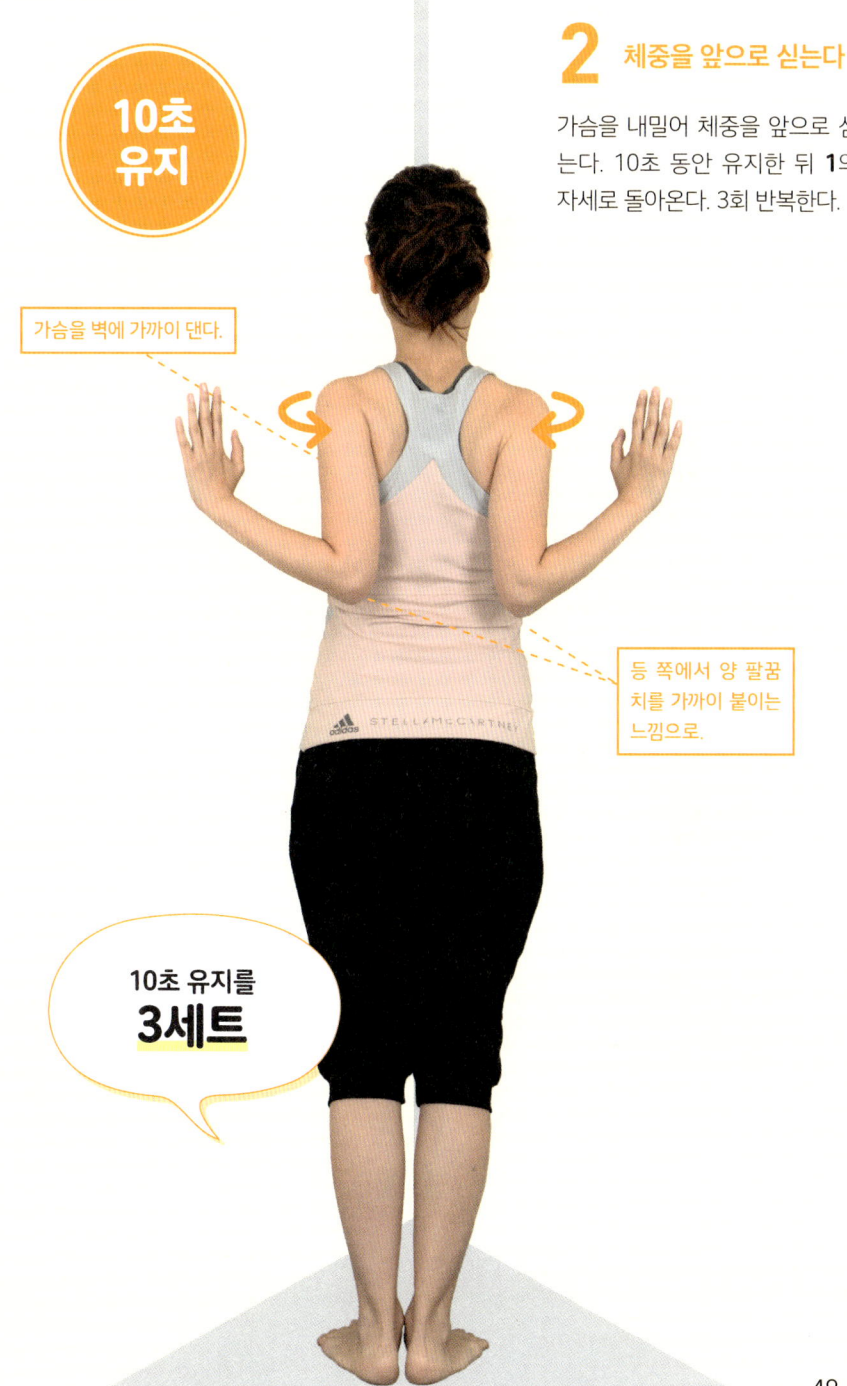

1주차

1주차에는 매일 스트레칭과 '벽에 팔 대고 돌리기'로 딱딱하게 굳은 어깨뼈를 크게 움직여 몸을 풀어줍니다.

(기본 구성)

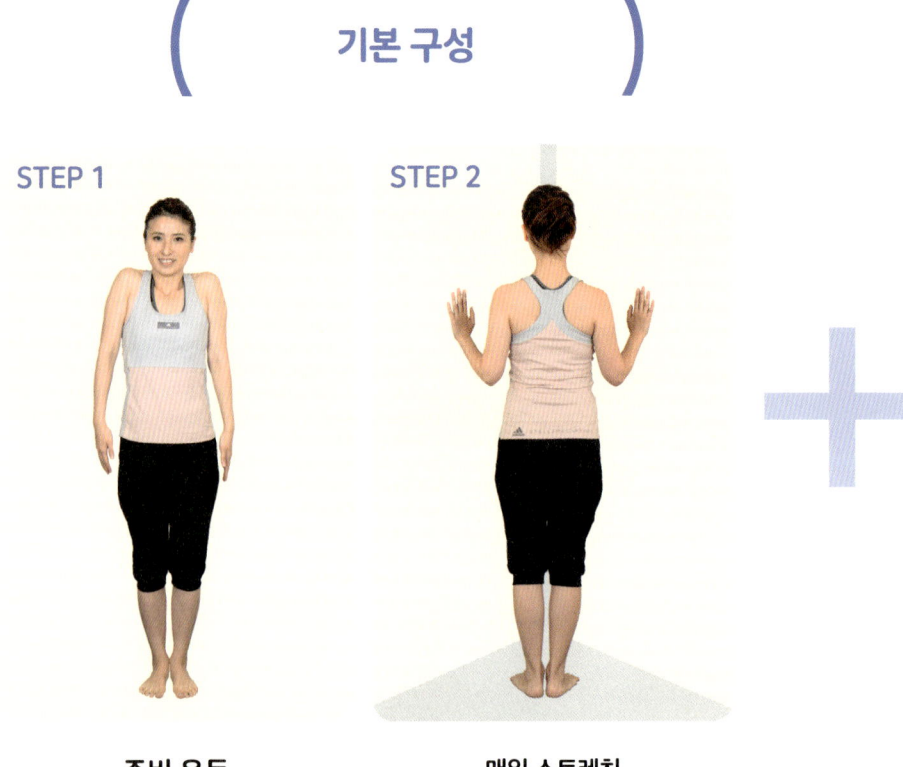

STEP 1
준비 운동

STEP 2
매일 스트레칭
양손으로 벽 밀기

1주차 스트레칭
벽에 팔 대고 돌리기

STEP 3

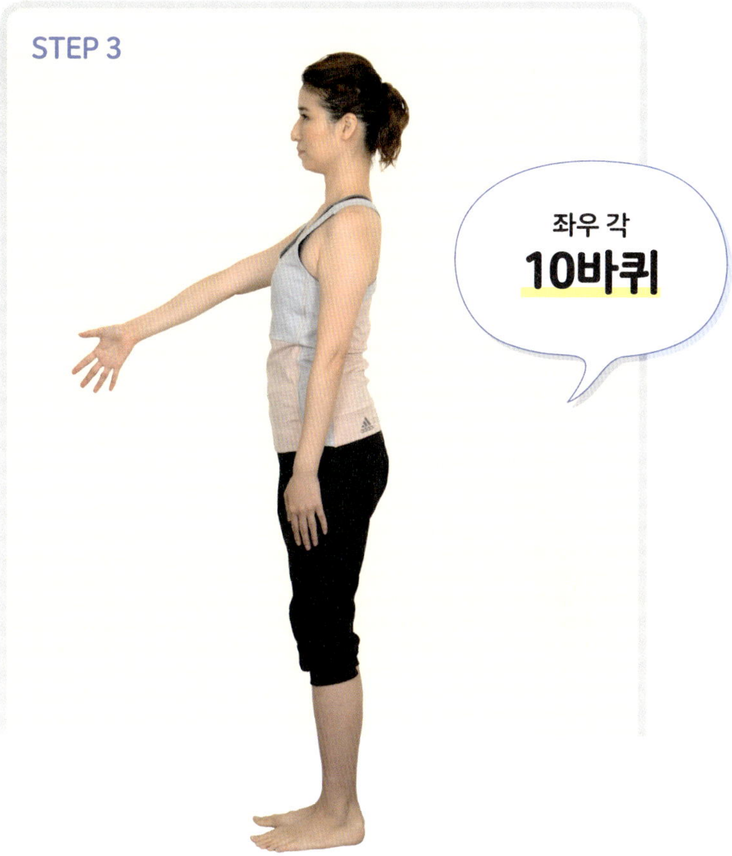

좌우 각
10바퀴

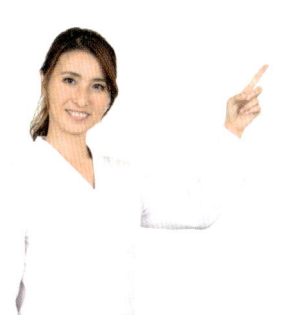

1주차 스트레칭 **STEP 3**은 '벽에 팔 대고 돌리기(52·53쪽에서 자세히 소개)'입니다. 벽 가까이에 서서 팔을 돌리기만 하면 되는 간단한 스트레칭이지요. 팔을 확실하게 쭉 뻗은 채, 큰 원을 그리듯이 뒤로 돌리세요. 어깨뼈부터 어깨 주변을 크게 움직이면 등 근육이 조금씩 풀어집니다. 벽과의 거리가 너무 가까워 제대로 팔을 돌리기 힘들다면 벽에서 조금 떨어진 채 편하게 돌려요.

벽에 팔 대고 돌리기

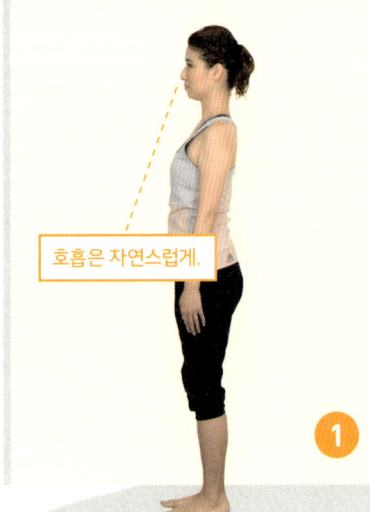

호흡은 자연스럽게.

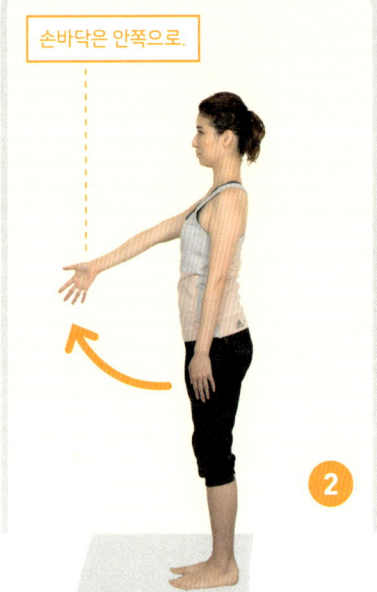

손바닥은 안쪽으로.

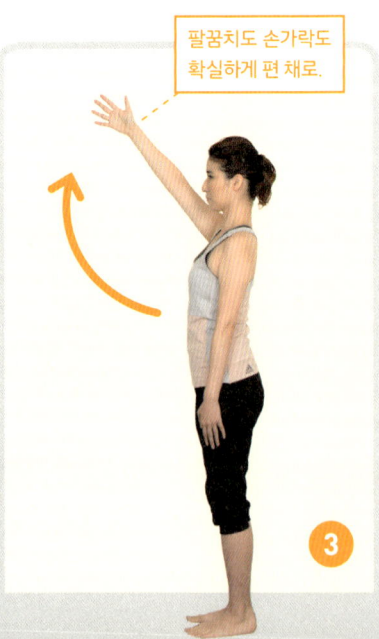

팔꿈치도 손가락도 확실하게 편 채로.

1 앞으로 돌리기

벽 옆에 최대한 가까이 선다. 벽 쪽 팔의 손바닥을 몸 안쪽으로 두고 손등을 벽에 댄다. 팔을 쭉 편 채로 손등으로 벽을 쓸면서 아래에서 위로 천천히 올린다.

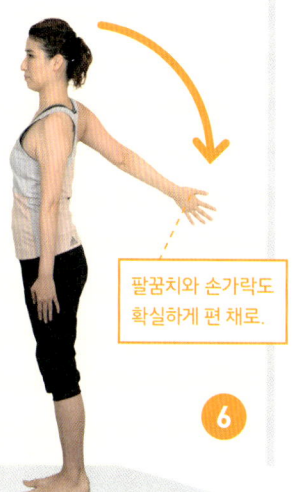

팔꿈치와 손가락도 확실하게 편 채로.

6

POINT

벽에서 살짝 떨어져 서면 편하게 팔을 돌릴 수 있습니다. 목표는 벽에 대고 팔을 돌리는 것이니 무리하지 말고 조금씩 벽과의 거리를 좁혀보세요.

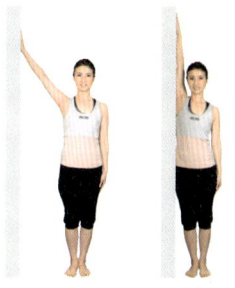

2 뒤로 돌리기

손이 가장 높은 위치에 오면 손바닥이 벽을 향하도록 뒤집고 팔을 뒤쪽으로 천천히 돌려 아래로 내린다. 10회 반복한 뒤 반대쪽도 동일하게 진행한다.

호흡은 자연스럽게.

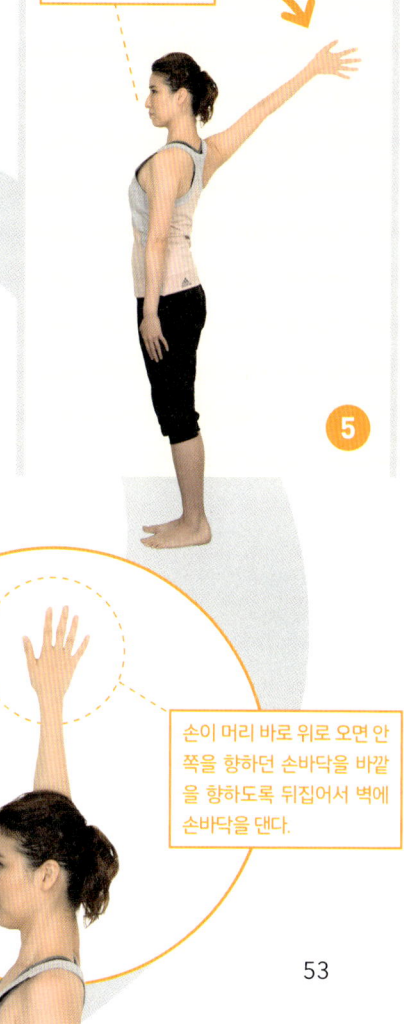

손이 머리 바로 위로 오면 안쪽을 향하던 손바닥을 바깥을 향하도록 뒤집어서 벽에 손바닥을 댄다.

4

5

2주차

2주차는 매일 스트레칭과 '어깨뼈 풀어주기'로 유연해진 어깨뼈를 조금 더 움직여서 부드럽게 풀어줍니다.

(기본 구성)

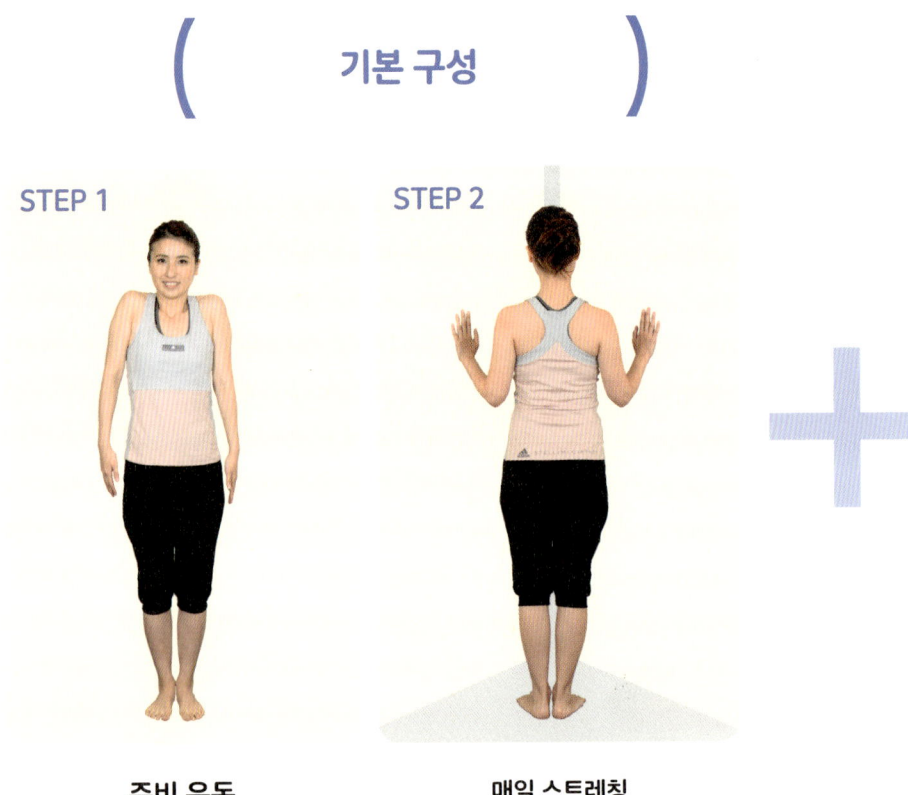

STEP 1
준비 운동

STEP 2
매일 스트레칭
양손으로 벽 밀기

2주차 스트레칭
어깨뼈 풀어주기

STEP 3

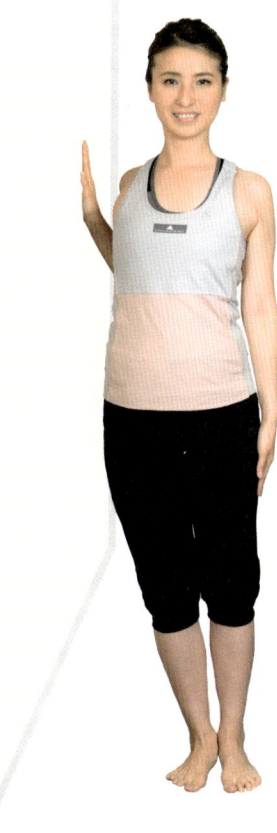

10초 유지를
좌우 각
3세트

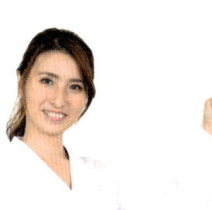

2주차 스트레칭 **STEP 3**은 '어깨뼈 풀어주기(56·57쪽에서 자세히 소개)'입니다. 벽 가까이에 서서 '양손으로 벽 밀기'를 한쪽 팔씩 번갈아서 하는 스트레칭입니다. 풀어지기 시작한 어깨뼈를 좌우 각각 집중적으로 실시해서 더욱 유연하게 만듭니다. 좌우 어깨뼈의 굳은 정도가 다를 때에는 더 굳은 쪽 팔을 3세트 추가로 운동해요.

어깨뼈 풀어주기

1 오른쪽 어깨뼈를 풀어준다

벽 옆에 최대한 가까이 선 채 벽 쪽 팔꿈치를 구부리고 벽에 손을 댄다. 벽 쪽으로 체중을 싣고, 10초 유지한 뒤 원래 자세로 돌아온다. 3회 반복한다.

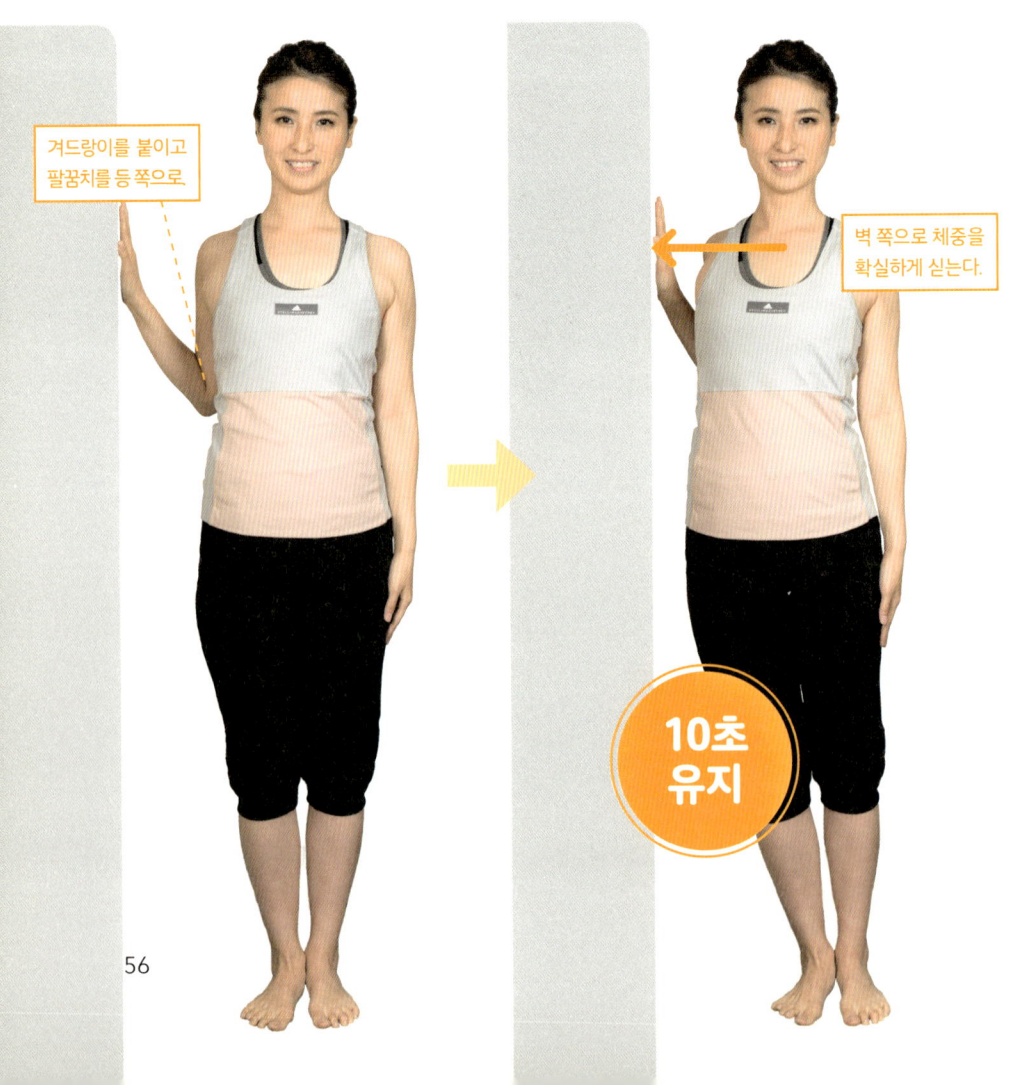

겨드랑이를 붙이고 팔꿈치를 등 쪽으로.

벽 쪽으로 체중을 확실하게 싣는다.

10초 유지

2 왼쪽 어깨뼈를 풀어준다

벽 가까이로 다가가 동작 **1**과 반대 방향으로 서서 벽 쪽 팔꿈치를 구부리고 벽에 손을 댄다. 벽 쪽으로 체중을 싣고, 10초 유지한 뒤 원래 자세로 돌아온다. 3회 반복한다.

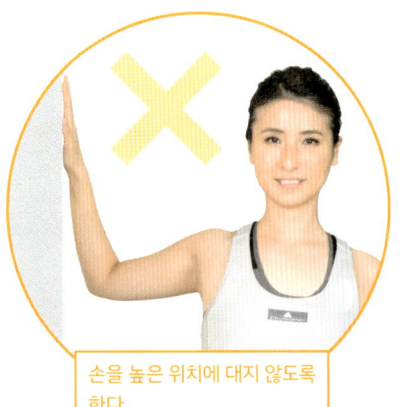

손을 높은 위치에 대지 않도록 한다.

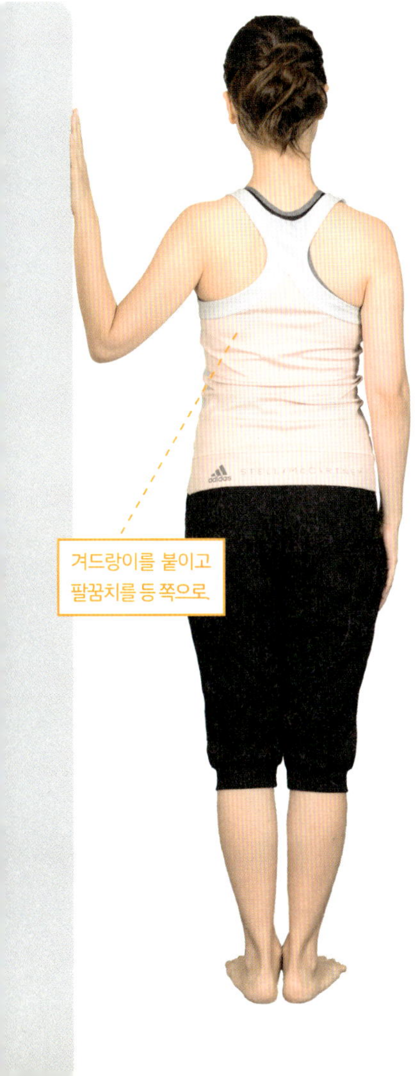

겨드랑이를 붙이고 팔꿈치를 등 쪽으로

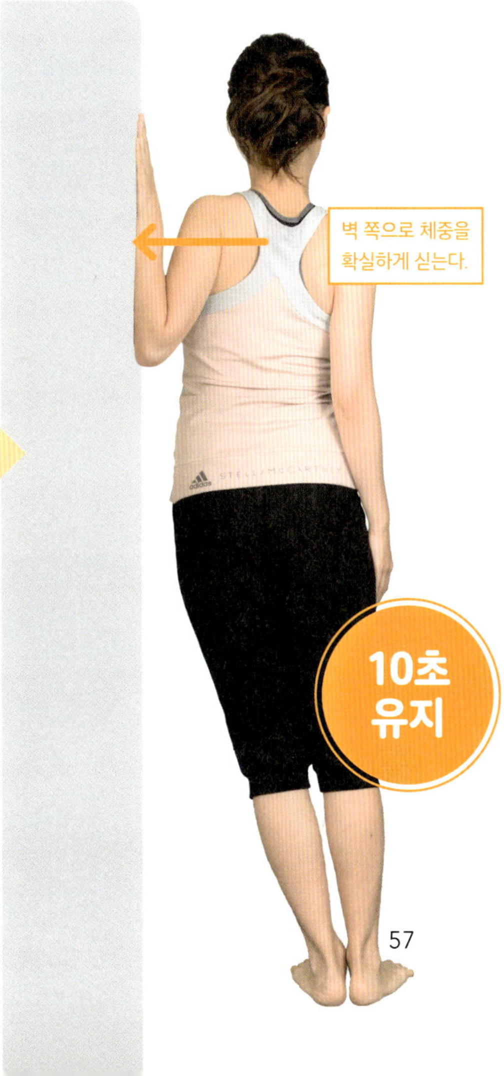

벽 쪽으로 체중을 확실하게 싣는다.

10초 유지

3주차

3주차는 매일 스트레칭과 '등 풀어주기'로 부드러워진 어깨 및 등을 두루 풀어줘 등 뒤로 악수하기 자세의 완성을 목표로 합니다.

(기본 구성)

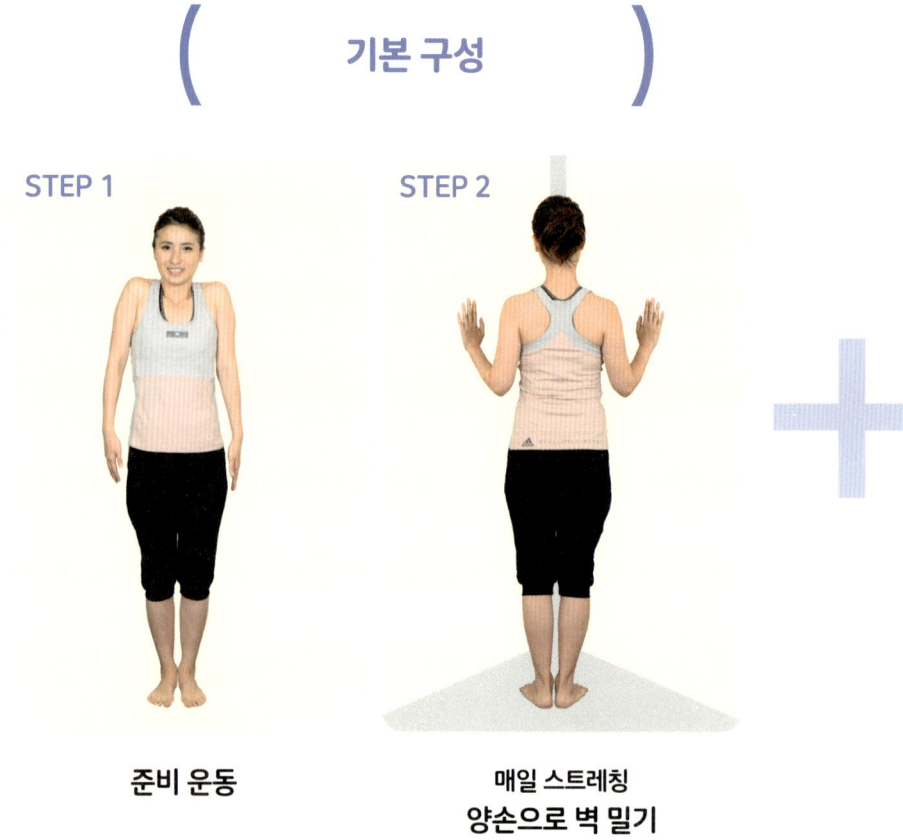

STEP 1
준비 운동

STEP 2
매일 스트레칭
양손으로 벽 밀기

3주차 스트레칭
등 풀어주기

STEP 3

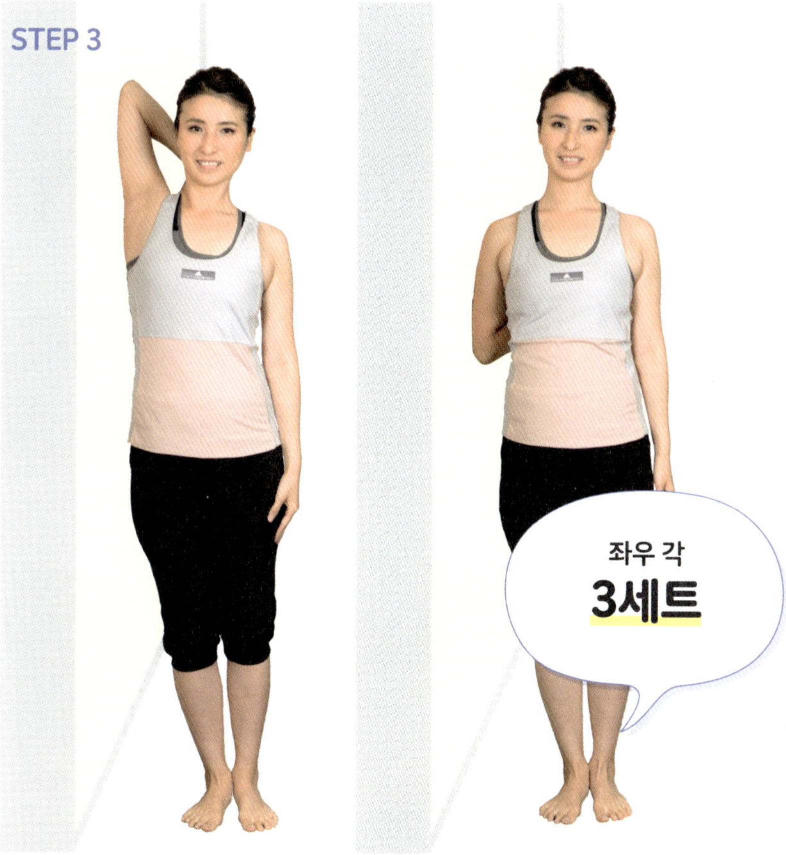

좌우 각 3세트

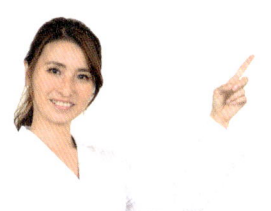

3주차 스트레칭 **STEP 3**은 '등 풀어주기(60~63쪽에서 자세히 소개)'입니다. 벽 가까이에 서서 등 뒤로 악수하기 자세를 취하며 어깨 주변을 풀어주는 운동이지요. 등 뒤로 악수하기에 성공하려면 어깨뼈가 유연해야 할 뿐 아니라 어깨의 위치를 바로잡을 필요가 있습니다. 어깨나 팔의 위치가 원래대로 돌아오면 등 뒤로 악수하기의 완성이 코앞입니다.

등 풀어주기

1 팔을 올려서
어깨뼈와 주변 근육을 풀어준다

벽 옆에 서서 벽 쪽 팔꿈치를 구부려 손바닥이 어깨에 닿도록 팔을 올리고 벽에 팔꿈치를 댄다. 팔꿈치를 벽에 댄 채 벽 쪽으로 체중을 싣는다. 조금 더 앞쪽에 체중을 싣고 5초 유지한 뒤 원래 자세로 돌아온다. 3회 반복한 뒤 반대쪽도 동일하게 진행한다.

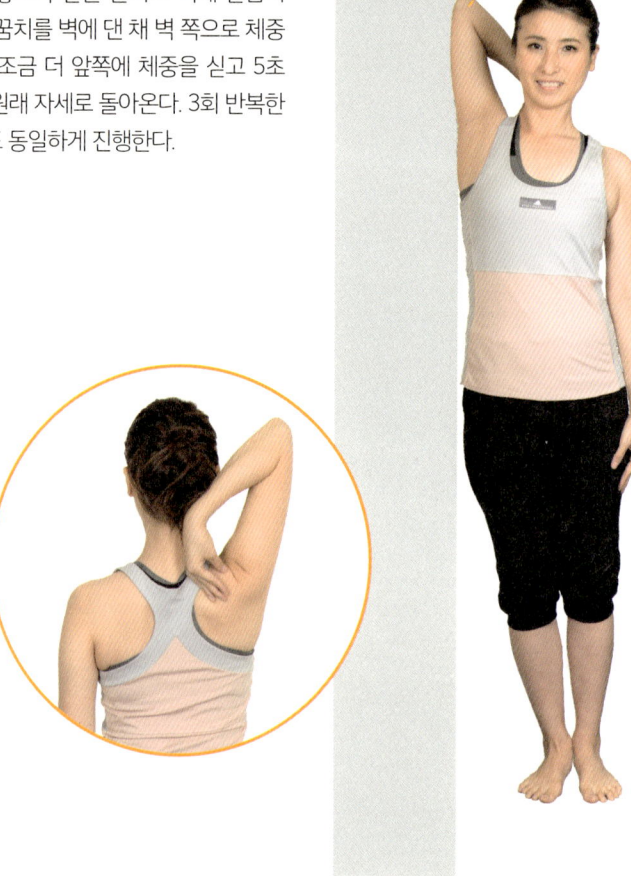

팔꿈치를 벽에 댔으면 벽 쪽으로 가볍게 체중을 싣는다.

팔꿈치를 벽에 댔으면 벽 쪽으로 가볍게 체중을 싣는다.

상반신을 앞으로 기울여 앞쪽에 체중을 실어 근육을 효과적으로 이완시킨다.

5초
유지

2 팔을 내려서 어깨뼈와 주변 근육을 풀어준다

벽 옆에 서서 벽 쪽 팔꿈치를 구부려 손바닥이 등에 닿도록 하고 팔꿈치를 벽에 댄다. 벽 쪽으로 체중을 실어 어깨까지 벽에 닿으면 몸의 앞쪽으로 약간의 체중을 실어 5초간 유지한 뒤 원래 자세로 돌아온다. 3회 반복한 뒤 반대쪽도 동일하게 진행한다.

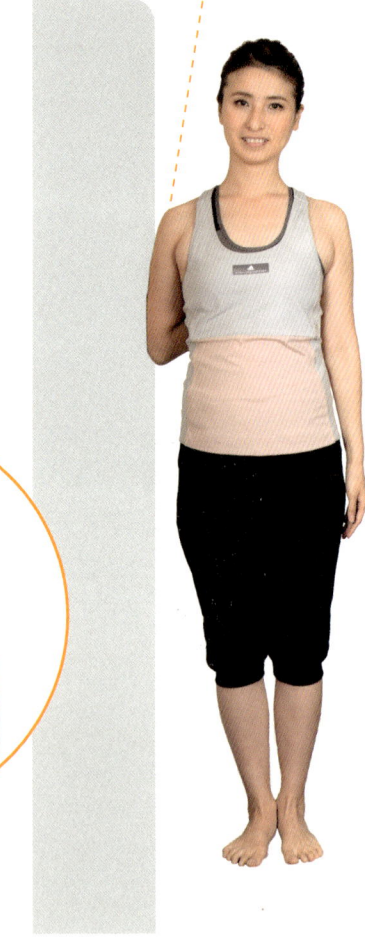

팔꿈치를 벽에 대고 벽 쪽으로 체중을 실어 어깨까지 벽에 붙인다.

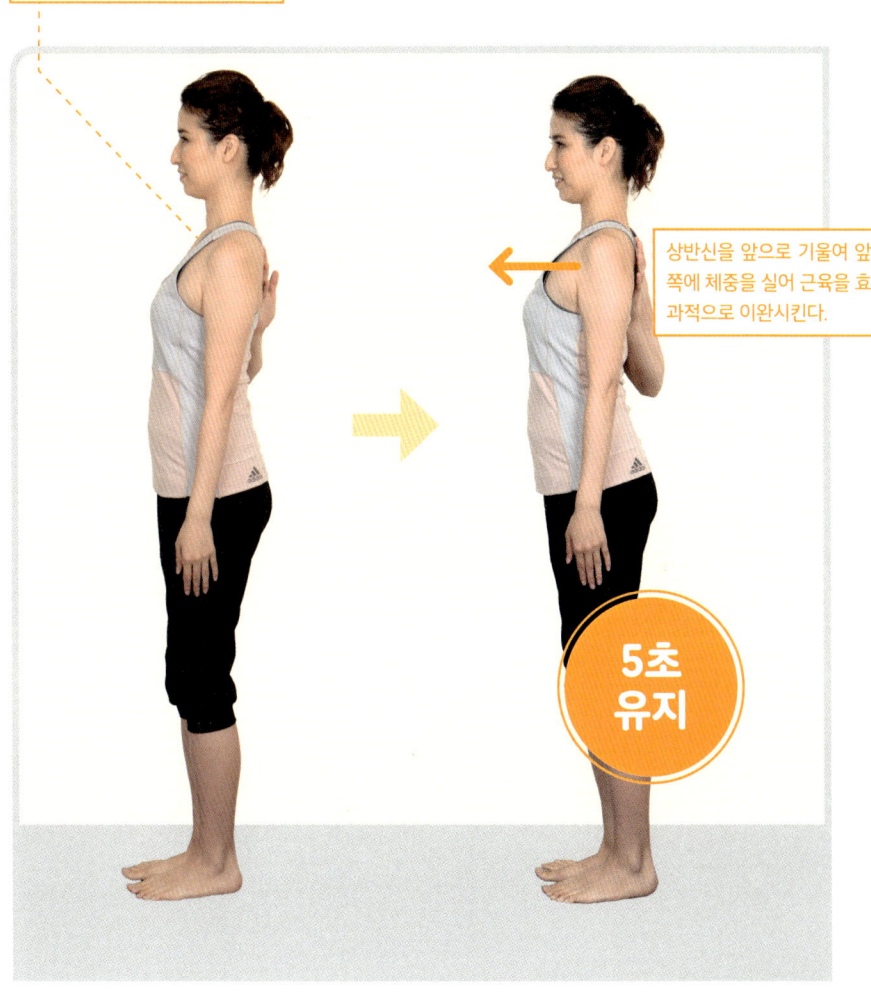

팔꿈치를 벽에 대고 벽 쪽으로 체중을 실어 어깨까지 벽에 붙인다.

상반신을 앞으로 기울여 앞쪽에 체중을 실어 근육을 효과적으로 이완시킨다.

5초 유지

하루 3분 스트레칭을 3주 동안 계속하면 당신도 등 뒤로 악수하기를 할 수 있습니다. 적어도 등 뒤로 양손 손가락이 닿을 정도까지는 어깨뼈가 부드러워질 것입니다.

==등 스트레칭은 벽과 벽 모퉁이가 있는 장소라면 어디서든 할 수 있습니다. 도구도 필요 없고 벽을 이용하기 때문에 안전합니다. 나머지는 3주 동안 계속하는 것뿐입니다.==

물론 3주가 지난 후에도 계속할 수 있습니다. '양손으로 벽 밀기' 자세만 습관화해도 어깨뼈를 유연한 상태로 유지할 수 있습니다. 등 스트레칭은 누구나 할 수 있어요. 다만, 평소 등이나 어깨 부위에 강한 통증을 느꼈던 경우에는 의사와 상담한 후에 시작하세요.

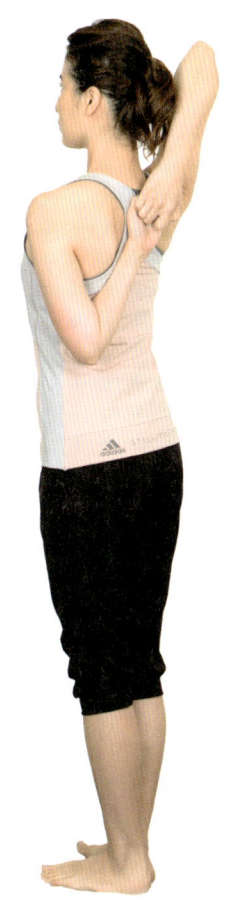

BACK STRETCHING

PART
2

더 기분 좋고 건강하게!

어깨뼈 유형별 1분 스트레칭

CHECK

굳은 어깨뼈의 유형을 알면
'등 뒤로 악수하기'가 가능하다

　등 스트레칭 3주 프로젝트를 계속해도 등 뒤로 악수하기에 성공하는 게 어려운 사람이 있을지 모릅니다. 그런 사람은 어깨뼈가 굳는 생활을 오랫동안 유지했기 때문에 그만큼 뻣뻣한 상태라고 여겨집니다.

　굳은 어깨뼈에는 가로로 벌어진 채 굳은 유형, 위아래로 비뚤어진 채 굳은 유형, 앞뒤로 비뚤어진 채 굳은 유형, 팔(八) 자로 굳은 유형이 있습니다. 각각 유형에 맞춰 스트레칭을 하면 어깨뼈 주변이 더욱 부드러워집니다. 소요 시간은 약 1분. 일상 운동 메뉴에 추가해 앞으로 3주 동안 스트레칭을 계속해보세요. 그토록 바라던 등 뒤로 악수하기 자세의 고지가 보일 것입니다.

뻣뻣하게 굳은 4가지 유형의 어깨뼈 스스로의 유형을 진단해보세요!

① 가로로 벌어진 채 굳은 유형

어깨뼈가 가로로 벌어진 채 굳은 유형. 등이 굽은 사람, 이른바 '굽은 등'인 사람이 이 유형입니다.

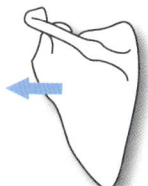
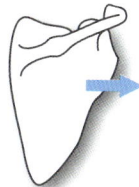

② 위아래로 비뚤어진 채 굳은 유형

어깨뼈가 위아래로 비뚤어진 채 굳은 유형. 한쪽 어깨를 주로 사용하는 게 버릇인 사람들은 각별히 주의하세요.

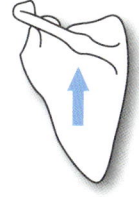
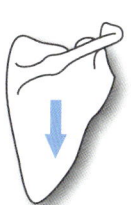

③ 앞뒤로 비뚤어진 채 굳은 유형

어깨뼈가 앞뒤로 비뚤어진 채 굳은 유형. 한쪽 어깨뼈만 앞으로 치우친 상태입니다.

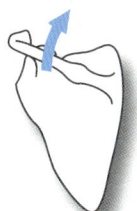
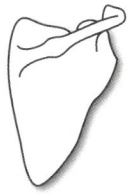

④ 팔(八) 자로 굳은 유형

어깨뼈 아래쪽이 팔 자 모양으로 벌어져 굳은 유형. 어깨가 앞으로 말린 '굽은 어깨'인 사람에게서 많이 발견됩니다.

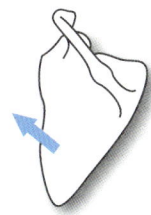
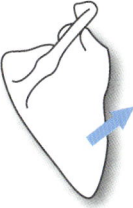

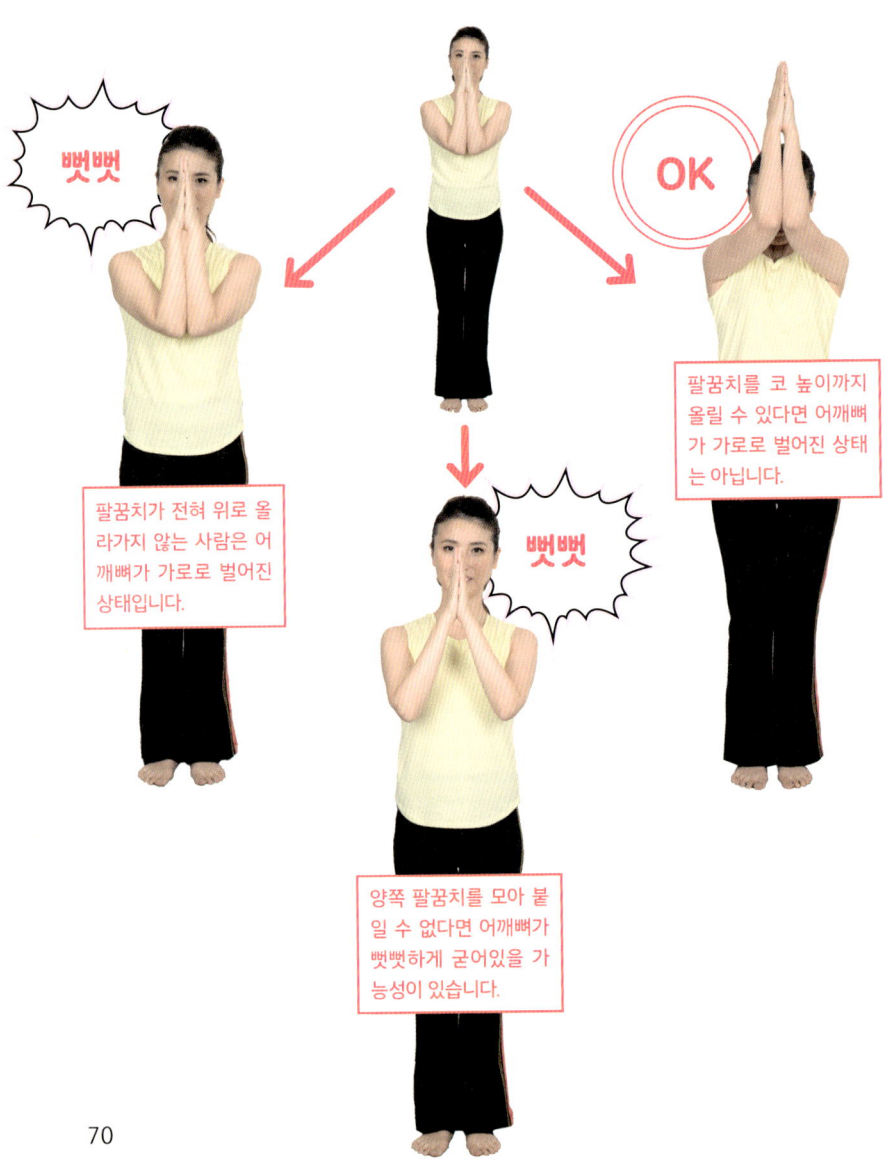

어깨뼈가 위아래로 비뚤어진 채 굳은 유형?

무릎을 구부리고 앉은 자세에서 어깨뼈가 한쪽으로 기울어지지는 않았는지, 위아래 높이가 다르지는 않은지 확인해보세요.

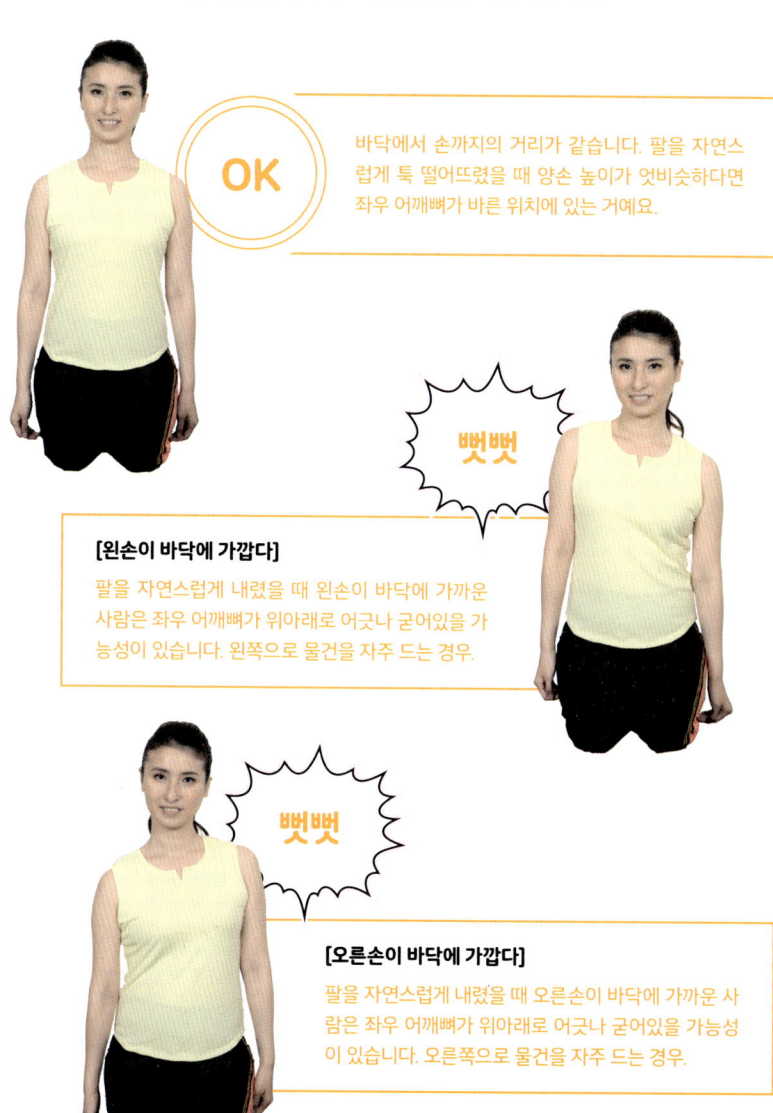

OK 바닥에서 손까지의 거리가 같습니다. 팔을 자연스럽게 툭 떨어뜨렸을 때 양손 높이가 엇비슷하다면 좌우 어깨뼈가 바른 위치에 있는 거예요.

[왼손이 바닥에 가깝다] 팔을 자연스럽게 내렸을 때 왼손이 바닥에 가까운 사람은 좌우 어깨뼈가 위아래로 어긋나 굳어있을 가능성이 있습니다. 왼쪽으로 물건을 자주 드는 경우.

[오른손이 바닥에 가깝다] 팔을 자연스럽게 내렸을 때 오른손이 바닥에 가까운 사람은 좌우 어깨뼈가 위아래로 어긋나 굳어있을 가능성이 있습니다. 오른쪽으로 물건을 자주 드는 경우.

어깨뼈가 앞뒤로 비뚤어진 채 굳은 유형?

바닥에 똑바로 누워서
어깨뼈가 앞뒤로 어긋나있지 않은지 확인해보세요.

[양쪽 어깨가 바닥에 붙는다]
바닥에 똑바로 누웠을 때 양쪽 어깨가 바닥에 붙는 사람은 좌우 어깨뼈가 바른 위치에 있습니다.

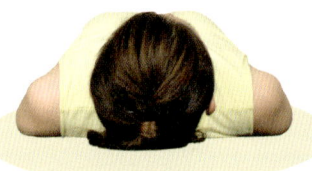

[오른쪽 어깨가 바닥에서 떨어진다]
바닥에 똑바로 누웠을 때 오른쪽 어깨가 바닥에서 떨어지는 사람은 좌우 어깨뼈가 앞뒤로 어긋나 굳어있을 가능성이 있습니다.

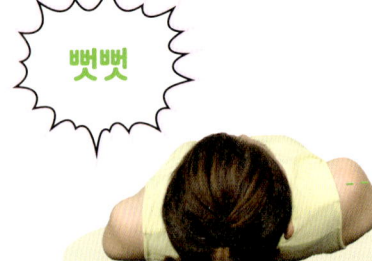

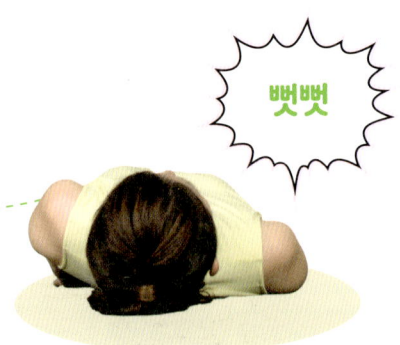

[왼쪽 어깨가 바닥에서 떨어진다]
바닥에 똑바로 누웠을 때 왼쪽 어깨가 바닥에서 떨어지는 사람은 좌우 어깨뼈가 앞뒤로 어긋나 굳어있을 가능성이 있습니다.

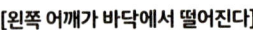

어깨뼈가 팔(八) 자로 굳은 유형?

팔을 위로 뻗고 양 손바닥을 붙여서 어깨뼈가 팔 자로 굳어있는지 확인해보세요.

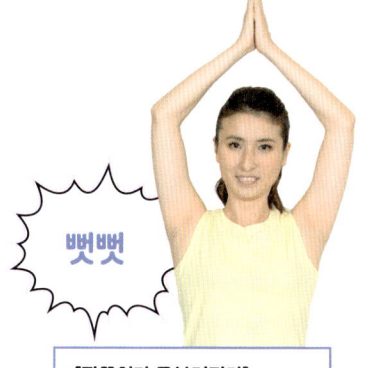

 OK

[머리 위에서 양 손바닥을 붙일 수 있다]
팔을 쭉 뻗은 채 머리 위에서 양쪽 손바닥을 붙일 수 있는 사람은 어깨뼈가 팔 자로 굳을 일 없이 어깨 및 팔의 움직임이 자유롭습니다.

뻣뻣

[팔꿈치가 구부러진다]
머리 위에서 양쪽 손바닥을 붙이려고 하면 팔꿈치가 구부러지는 사람은 어깨뼈가 팔 자로 굳어있을 가능성이 있습니다.

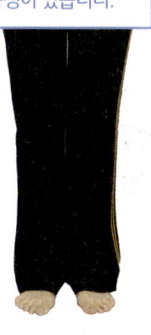

[머리 위에서 양 손바닥을 붙일 수 없다]
머리 바로 위에서 양 손바닥을 붙일 수 없는 사람은 어깨뼈가 팔 자로 굳어있을 가능성이 있습니다.

뻣뻣

어깨뼈 유형별 스트레칭

가로로 굳은 어깨뼈를 바로잡는 스트레칭

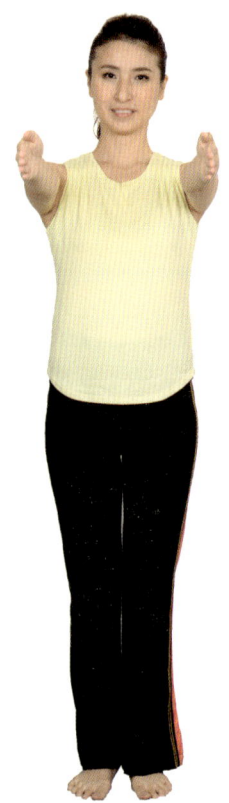

1 팔을 앞으로 뻗는다

똑바로 서서 팔을 앞쪽으로 쭉 뻗는다.

팔꿈치는 편 채로.

2 손바닥을 위로 향하게 한다

팔을 쭉 편 채 손바닥을 위로 향하게 한다.

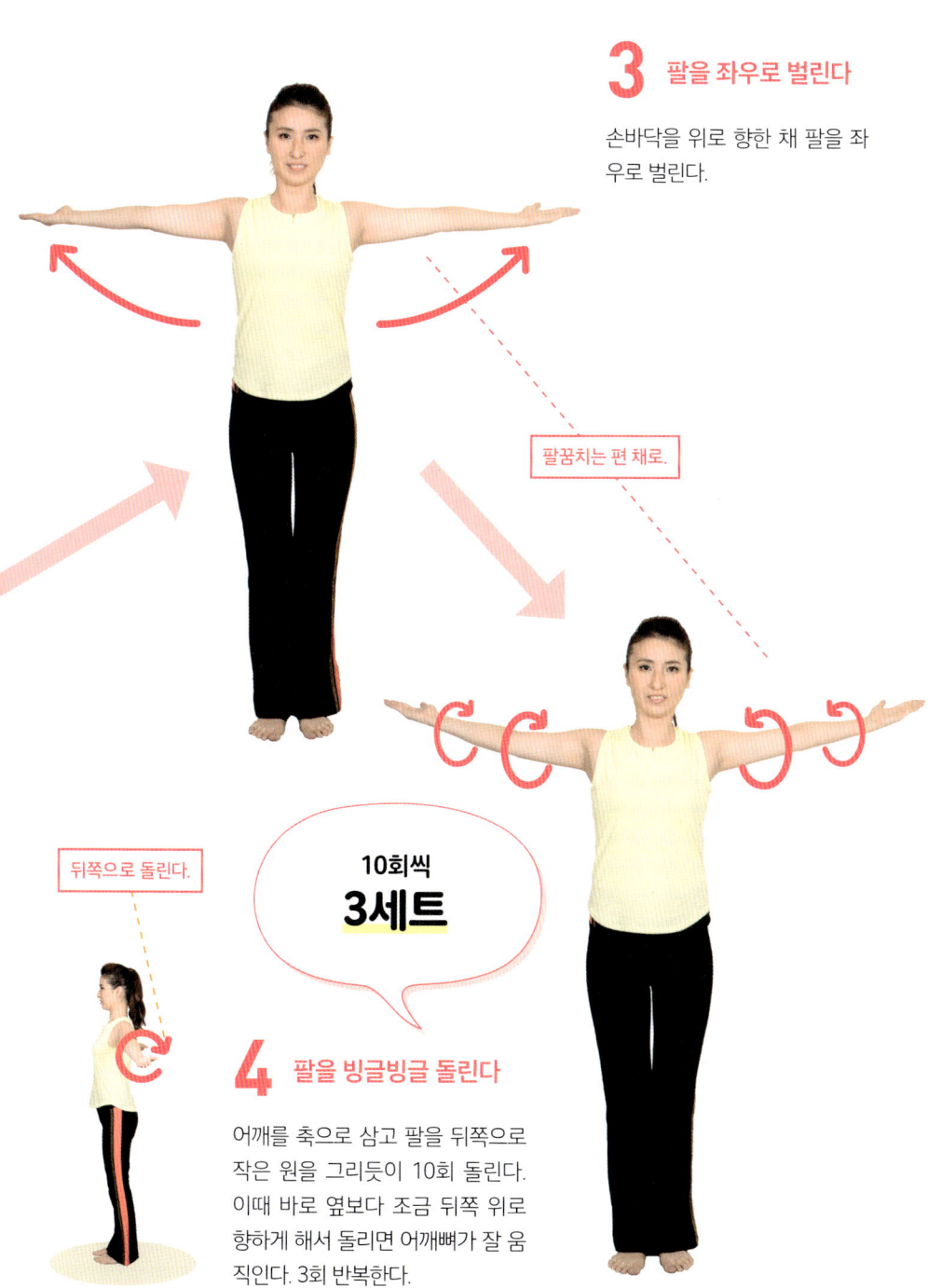

3 팔을 좌우로 벌린다

손바닥을 위로 향한 채 팔을 좌우로 벌린다.

팔꿈치는 편 채로.

10회씩 **3세트**

뒤쪽으로 돌린다.

4 팔을 빙글빙글 돌린다

어깨를 축으로 삼고 팔을 뒤쪽으로 작은 원을 그리듯이 10회 돌린다. 이때 바로 옆보다 조금 뒤쪽 위로 향하게 해서 돌리면 어깨뼈가 잘 움직인다. 3회 반복한다.

위아래로 비뚤어진 어깨뼈를 바로잡는 스트레칭

1. 오른쪽 어깨를 내려서 풀어준다

오른팔이 벽을 향하도록 옆을 보고 서서 상반신을 왼쪽으로 비튼다. 등을 그대로 벽에 붙인 뒤 오른쪽 어깨를 앞으로 숙여 5초 유지하고 원래 자세로 돌아온다. 3회 반복한다.

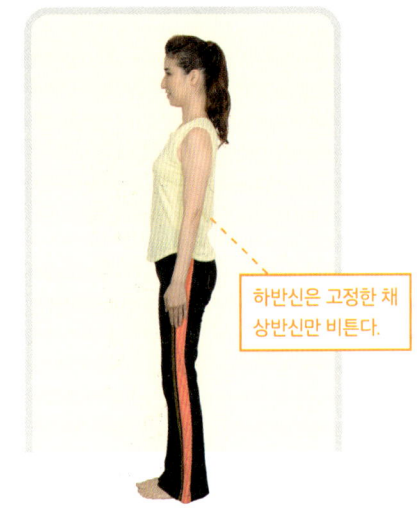

하반신은 고정한 채 상반신만 비튼다.

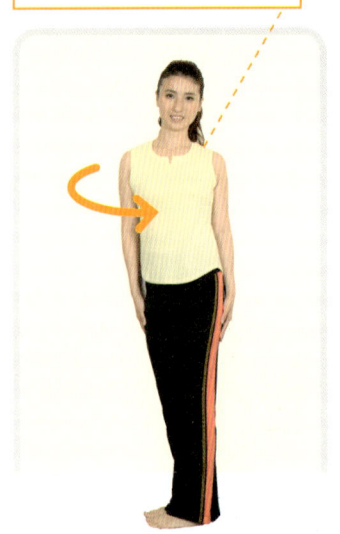

등은 벽에서 떨어지지 않도록 한다.

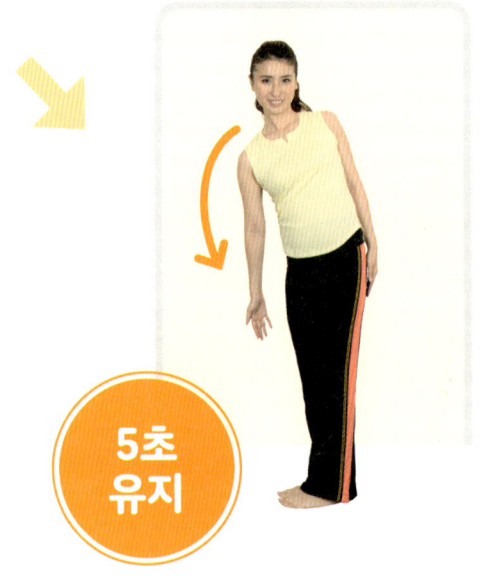

5초 유지

2 왼쪽 어깨를 내려서 풀어준다

왼팔이 벽을 향하도록 옆을 보고 서서 상반신을 오른쪽으로 비튼다. 등을 그대로 벽에 붙인 뒤 왼쪽 어깨를 앞으로 숙여 5초 유지하고 원래 자세로 돌아온다. 3회 반복한다.

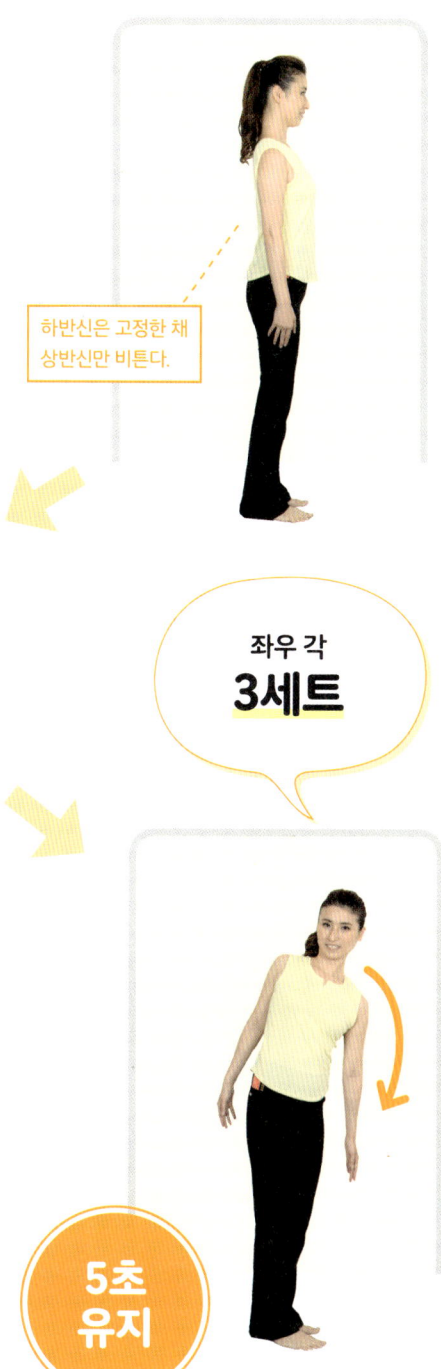

하반신은 고정한 채 상반신만 비튼다.

등은 벽에서 떨어지지 않도록 한다.

좌우 각 **3세트**

5초 유지

앞뒤로 비뚤어진 어깨뼈를 바로잡는 스트레칭

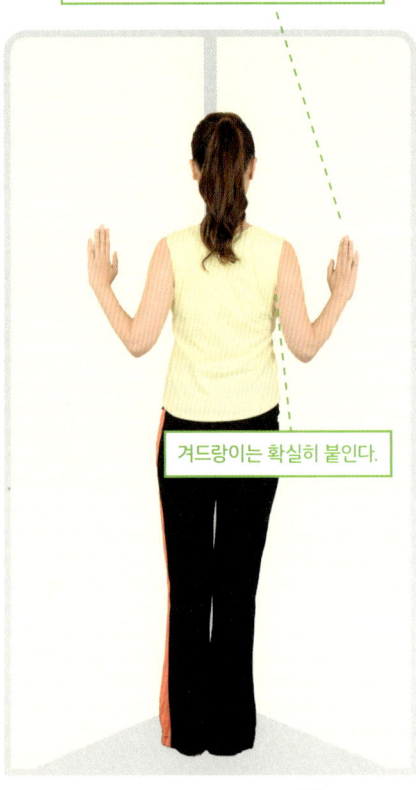

손의 위치는 어깨높이보다 아래에 댄다.

겨드랑이는 확실히 붙인다.

1 오른쪽 어깨뼈를 앞뒤로 풀어준다

벽 모퉁이를 보고 서서 겨드랑이를 붙이고 팔꿈치를 구부린다. 손이 어깨보다 높이 올라가지 않는 위치에 양 손바닥을 댄다. 가슴을 내밀면서 오른손 쪽으로 체중을 싣고 10초 유지한 후 원래 자세로 돌아온다. 3회 반복한다.

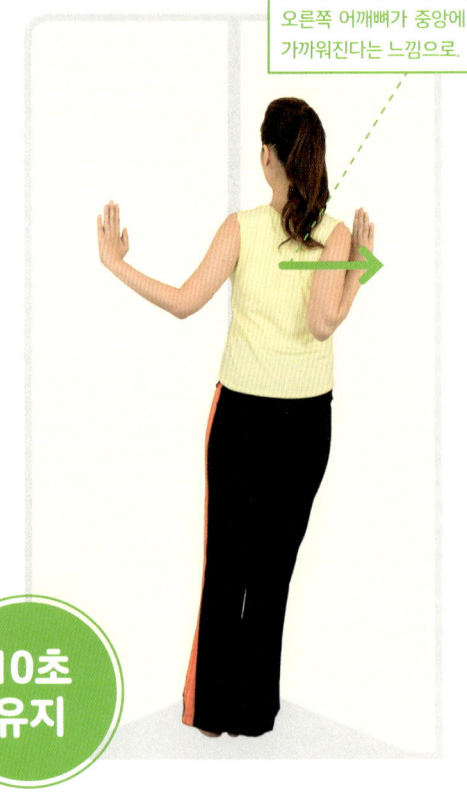

오른쪽 어깨뼈가 중앙에 가까워진다는 느낌으로.

10초 유지

2 왼쪽 어깨뼈를 앞뒤로 풀어준다

벽 모퉁이를 보고 서서 겨드랑이를 붙이고 팔꿈치를 구부린다. 손이 어깨보다 높이 올라가지 않는 위치에 양 손바닥을 댄다. 가슴을 내밀면서 왼손 쪽으로 체중을 싣고 10초 유지한 후 원래 자세로 돌아온다. 3회 반복한다.

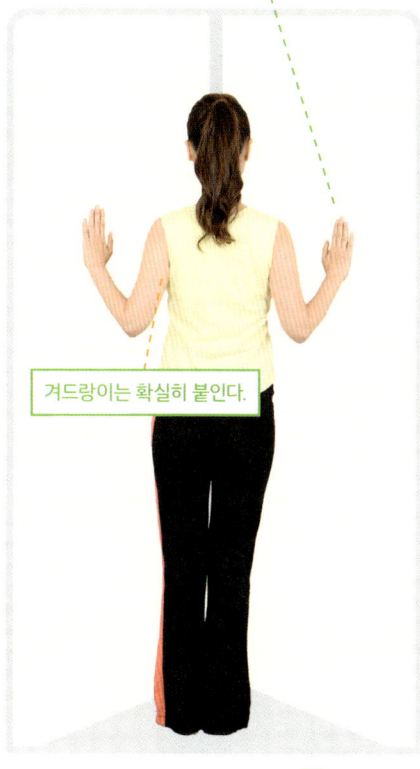

손은 어깨높이보다 아래에 댄다.

겨드랑이는 확실히 붙인다.

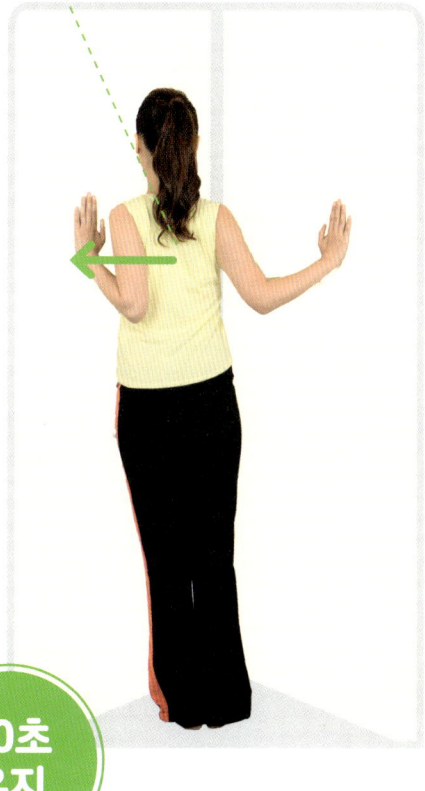

왼쪽 어깨뼈가 중앙에 가까워진다는 느낌으로.

좌우 각 **3세트**

10초 유지

팔(八) 자로 굳은 어깨뼈를 바로잡는 스트레칭

1 손바닥을 위쪽으로 하고 '앞으로 나란히' 자세를 한다

똑바로 서서 앞으로 나란히 자세를 취한 뒤 손바닥을 위로 향하게 뒤집는다. 그 상태로 팔꿈치를 구부린다.

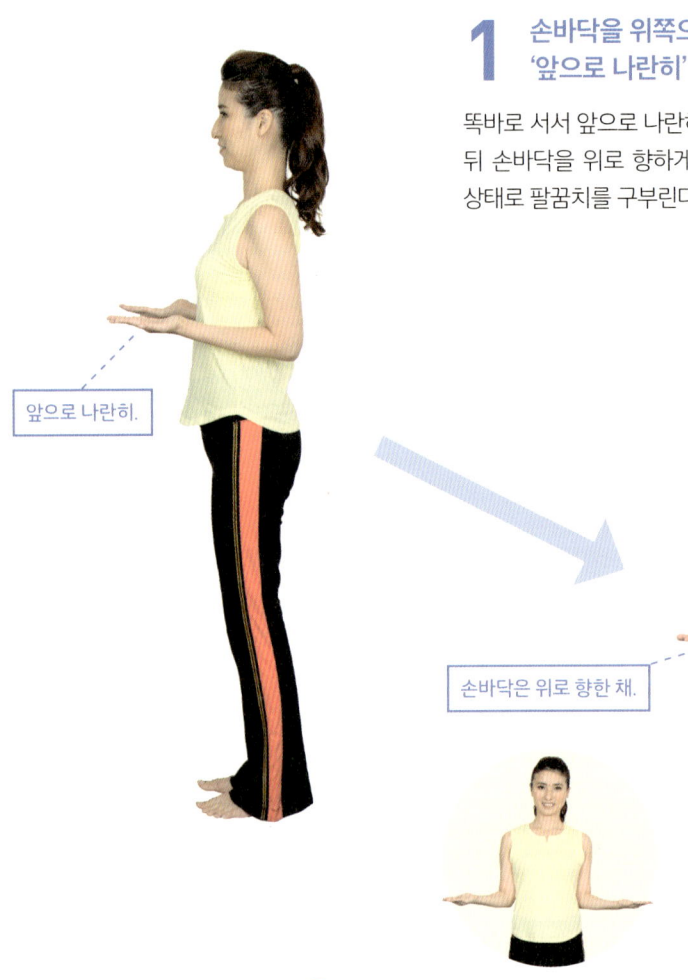

앞으로 나란히.

손바닥은 위로 향한 채.

2 팔을 좌우 45도 각도로 벌린다

팔꿈치 위치는 유지하며 팔을 좌우 45도 각도로 벌린다(벌어지지 않는 사람은 가능한 만큼만 벌린다).

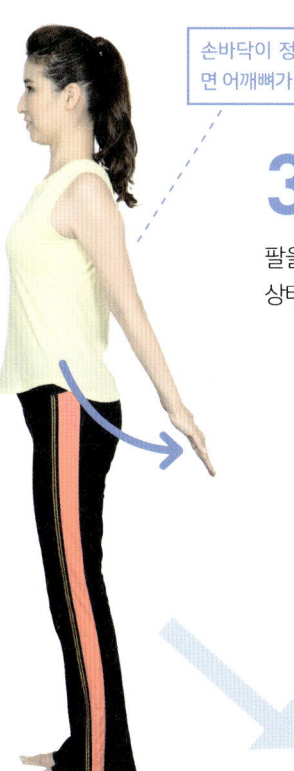

손바닥이 정면을 향한 상태라면 어깨뼈가 좁아진다.

3 팔을 뒤로 당긴다

팔을 좌우 45도 각도로 벌린 상태 그대로 뒤로 당긴다.

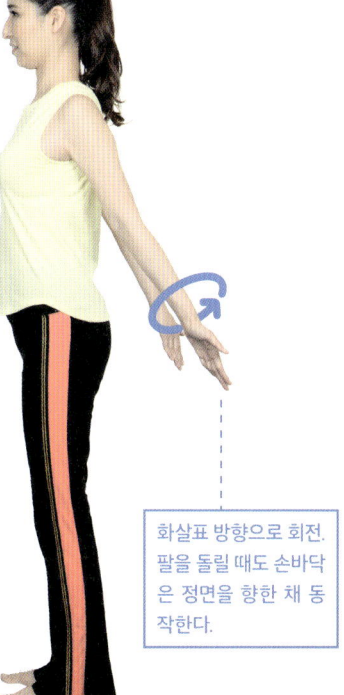

10회씩 3세트

화살표 방향으로 회전. 팔을 돌릴 때도 손바닥은 정면을 향한 채 동작한다.

4 팔을 빙글빙글 돌린다

어깨를 축으로 삼고 작은 원을 그리듯 팔을 바깥쪽으로 빙글빙글 10회 돌린다. 3회 반복한다.

등 스트레칭 3주 프로젝트를 끝마치고도 등 뒤로 악수하기 자세가 전혀 되지 않거나 악수하는 정도에 미치지 못했다면 애초에 어깨뼈와 어깨 주변이 심하게 굳어있었기 때문이에요. 대체로 잘못된 생활 습관, 운동 부족의 지속이 원인입니다.

그런 경우에는 등 뒤로 악수하기를 할 수 있게 되었다고 해도 금방 이전과 같은 생활로 돌아가 다시 어깨뼈가 굳곤 합니다. 실패를 반복하지 않기 위해서라도 생활 속에서 매일 어깨뼈를 움직이도록 유의하세요. 그리고 일주일에 한 번은 등 악수를 할 수 있는지 확인하고, 등이 굳어간다고 느껴질 때 다시 등 스트레칭을 시작하세요. 그렇게 하면 유연한 상태의 어깨뼈를 유지할 수 있을 뿐 아니라 몸의 온갖 이상을 개선할 수 있답니다.

3주 만에 가능한
등 뒤로 꽉 악수 자세!

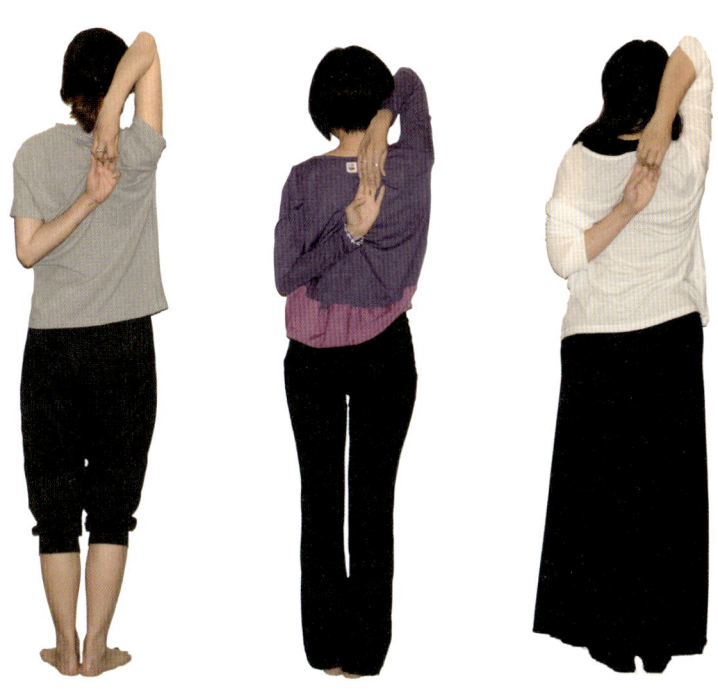

BACK STRETCHING

PART 3

등이 굳으면

온몸이 비명을 지른다!

CHECK

등은 사용하지 않으면
점점 굳는다

지금부터는 의사인 가와모토 도오루 선생님의 지도를 받으면서 등과 어깨뼈가 건강에 얼마나 중요한지 알아보려고 합니다.

등과 어깨뼈가 굳는 것은 노화 현상의 일환입니다. 어깨뼈가 굳는다는 것은 어깨뼈 자체가 딱딱해지는 것이 아니라 어깨뼈를 지탱하는 근육이나 어깨뼈와 근육을 이어주는 힘줄, 어깨뼈와 빗장뼈, 어깨 관절을 이어주는 인대가 전부 굳었다는 것을 의미합니다.

어깨뼈 주변이 굳은 게 당신뿐만은 아닙니다. 운동하는 습관이 없는 사람은 정도의 차이가 있을 뿐 누구나 굳어있습니다. 일상생활에서 어깨뼈를 의식적으로 활용하는 사람이 드물기 때문이죠.

서거나 걸을 때, 돌아보거나 손을 들어 올릴 때 등 어떤 동작을 할 때마다 '어깨뼈를 잘 움직여야지' 하고 마음먹고 몸을 움직이는 사람은 거의 없지요. 그만큼 우리는 어깨뼈를 크게 의식하지 않고 생활합니다. 덧붙여서 어깨뼈를 움직이지 않는 자세를 오랫동안 유지하는 것 또한 현대인의 특징입니다.

스마트폰을 예로 들어보겠습니다. 일본 총무성의 2018년판 정보통신백서*에 따르면 일본인의 스마트폰 보유율은 60.9%입니다. 개인 휴대전화(PHS*, 2G 단말기 등)를 포함한 모바일 단말기 보유율은 84%이므로 가까운 미래에 일본인의 80~90%가 스마트폰을 보유하게 될 가능성이 높습니다.

스마트폰을 사용하는 자신의 모습을 떠올려보세요. 집이나 전철에서도, 친구를 만나려고 기다릴 때도 계속 아래를 내려다보고 있지는 않나요? 스마트폰을 조작하려고 머리, 목, 어깨를 앞으로 숙이면 그 무게를 지탱하기 위해 어깨뼈 주변 근육이 뻣뻣하게 굳습니다. 그 굳은 자세로 움직이는 것은 손끝뿐입니다.

책상에 앉아 일하며 컴퓨터 키보드를 두드릴 때는 어떨까요? 마찬가지로 등은 움직이지 않는 상태에서 손끝만 사용하는 일이 많습니다. 스마트폰이든 컴퓨터든 등을 고정하면 손끝이 안정되어 작업이 수월한 것은 맞지만, 장시간 그 자세로 있다 보면 어깨뼈가 뻣뻣하게 굳는 것은 피할 수 없습니다.

---

* 정보통신백서 : 정보 통신 현황 및 정책 동향에 대해 정리한 것이며, 일본 총무성이 1973년부터 매년 작성하고 있다. 참고로 미국 여론 조사 기관 '퓨 리서치 센터'에 따르면 한국인의 스마트폰 보유율은 95%로 세계 1위를 기록했다.
* PHS(personal handyphone system) : 아날로그 무선전화기를 옥외 무선기지국 내에서는 사용할 수 있게 한 간이형 휴대전화 시스템.

골절로 깁스를 해본 사람은 알겠지만, 오랫동안 깁스로 관절을 고정해두면 깁스 모양대로 굳어 일상적인 동작이 불가능해집니다. 깁스를 푼 뒤로도 한동안 움직임이 제한적이에요. 예전과 똑같아지기 위해서는 관절 주변의 뭉친 근육을 천천히 풀어주는 재활이 필수입니다.

인간의 몸은 움직이지 않는 상태가 지속되면 '이 동작은 필요 없다'고 판단해 기능이 쇠퇴합니다. 그 편이 몸의 에너지를 낭비하지 않는 길이기 때문입니다. 그래도 일상생활에 큰 불편함이 없는 정도로는 움직일 수 있는 게 인간입니다. '어깨뼈가 굳어도 불편하지 않아요.' 누군가 그렇게 생각하고 있는 것도 어쩌면 당연한 것이죠.

30세를 넘으면
어깨뼈는 점점 더 쇠퇴한다

어깨뼈에 붙어있는 힘줄이나 인대는 나이가 들수록 조금씩 굳습니다. 또한 관절을 감싸고 있다가 부드럽게 움직일 필요가 있을 때 분비되는 윤활액의 양도 줄어듭니다.

게다가 어깨뼈를 지탱하는 근육도 30세를 기점으로 점점 줄어듭니다. 특히 큰 근육인 등세모근은 빠른 속도로 쇠퇴합니다. '등 스트레칭'으로 어깨뼈 주변을 제때 풀어주지 않으면 힘줄이나 인대는 뻣뻣해지고 근육도 쇠퇴하여 어깨뼈도 더 굳게 되는 것이죠.

반대로 어깨뼈를 잘 활용한다면 힘줄이나 인대의 노화를 방지할 수 있어서 근력이 떨어지는 것도 늦출 수 있습니다. 실제로 90세가 넘어도 근력 트레이닝만 꾸준히 하면 근력은 향상된다고 합니다.

이 시점에서도 여전히 '근육이 쇠퇴한다고 해도…'라고 말하며 등 스트레칭의 중요성을 간과하는 사람들이 더 많으리라 생각합니다. 그러나 어깨뼈가 굳은 사람은 일상생활 속 모든 동작에서 어깨뼈 주변 근육을 거의 사용하지 않아 나중에 더 큰 문제가 생깁니다. 더 직설적으로 이야기하면 어깨뼈를 포함한 주변 근육을 균형 있게 사용하지 않아서 아프게 되는 것이죠.

우리 몸에는 약 600개의 근육과 약 260개의 관절이 있는데, 이들은 각각의 역할이 있습니다. 어깨뼈도 어깨뼈 주변 근육도 마찬가지입니다. 굳은 근육 대신 다른 근육을 사용하면 다른 부위에 부담이 갑니다. 그 상태가 이어지면 머지않아 몸이 비명을 지르게 되는 것입니다.

몸 이곳저곳에서 나타나는 통증이나 이상은 어쩌면 굳은 어깨뼈가 원인일지도 모릅니다.

상반신 혈액순환의
가장 중요한 포인트, 등!

어깨뼈 주변 근육이 굳으면 혈액순환이 나빠집니다.
근육은 몸의 모든 기관을 움직이게 하거나 체온을 조절하는 등 중요한 기능을 담당하는데, 그 중 혈액순환을 돕는 것도 주요 역할 중 하나입니다.

우리 몸을 유지하는 데 필요한 영양소나 산소 등은 혈액을 타고 심장에서 전신으로 이동합니다. 그러나 심장의 힘만으로 몸 전체에 원활히 혈액을 공급하는 것은 매우 어렵습니다. 이때 막힘없이 혈액이 흐르도록 하는 것이 근육입니다.

이를 근육의 펌프 작용이라고 합니다. 근육을 수축해 혈관을 압박하거나 느슨하게 하면서 혈액의 흐름을 돕는 것이죠.

'종아리는 제2의 심장'이라는 말을 들어본 적 있습니까? 이는 하반신으로 흘러온 혈액을 중력과 반대 방향인 상반신으로 되돌리기 위해 종아리 근육이 중요한 역할을 담당한다는 의미입니다.

이처럼 상반신의 혈액순환을 돕는 역할을 하는 것이 어깨뼈 주변 근육군입니다. PART 1에서 소개한 것처럼 어깨뼈를 지탱하는 근육은 5개뿐입니다. 세세한 것까지 다 포함하면 18개 정도가 있습니다.

즉, 어깨뼈가 굳는다는 것은 상반신의 여러 근육이 뭉치면서 혈액순환이 저하된다는 의미입니다.

혈액순환이 나빠지면 영양소나 산소의 공급이 부족해지거나 지연되고, 이를 기다리던 장기나 기관의 움직임이 둔해집니다. 근육의 펌프 작용은 종아리나 등과 같은 특정 부위뿐 아니라 그 안에 분포된 근육 자체가 펌프 역할을 하는 것인데요. 어깨뼈 주변 근육은 내장이나 뇌와도 가까운 만큼 혈액순환이 원활하지 못하면 몸에 다양한 이상을 가져올 가능성이 큽니다.

머리가 개운하지 않은 것도, 두통이 계속되는 것도, 자율신경이 흐트러지는 것도, 작은 일로 안절부절못하는 것도, 어쩌면 어깨뼈가 뻣뻣하게 굳은 것이 원인일지도 모릅니다.

혈액순환이 원활하지 못하면
점점 쌓이는 노폐물

혈액은 영양소나 산소를 온몸의 모든 장기로 보내는 한편 몸에 불필요한 노폐물을 운반하는 역할도 합니다. 즉, <mark>어깨뼈 주변 근육이 굳으면 영양소나 산소를 운반할 수 없을 뿐만 아니라 노폐물이 배출되지 않고 몸에 점점 쌓이게 됩니다.</mark>

몸에 노폐물이 쌓이면 다양한 문제가 발생합니다. 장내 환경이 흐트러져 면역력이 떨어지고, 변비가 생기거나 주름·기미 등 피부 트러블이 생기고, 수분이 잘 배출되지 않아서 부종의 원인이 되기도 해요. 신진대사가 느려져 노화가 촉진되는가 하면 피로 물질이 쌓여 각종 통증이 발생합니다.

이렇듯 노폐물이 쌓이면 쌓일수록 피로가 풀리지 않거나 신진대사가 원활하지 못해서 살이 찌기 쉬운 몸이 됩니다. 각종 건강 문제가 점점 악화될 수밖에 없지요.

근육의 밸런스를
무너트리는 위험한 자세

책상에 앉아서 일하거나 오랜 시간 컴퓨터를 사용하는 사람은 자기도 모르는 사이에 구부정한 자세가 되어 등을 움츠린 채 장시간 앉아있게 됩니다. 스마트폰을 손에서 놓지 못하는 사람은 전철이나 집에서도, 심지어 친구를 기다릴 때도 가볍게 고개를 숙인 채 계속 아래를 보는 자세를 취합니다.

이렇게 등이 구부러져 앞으로 기울어진 자세 그대로 어깨뼈가 굳은 것이 바로 굽은 등입니다. 어깨가 전체적으로 안으로 말려있는 게 특징이지요. 원인에 대해서는 의견이 분분하지만, 굽은 등 상태가 지속되어 어깨뼈가 뻣뻣하게 굳으면 몸에 좋지 않은 영향을 주는 것만은 분명합니다.

우선 어깨뼈 주변 근육을 사용하는 방법에 불균형이 생깁니다. 원래 머리는 척추 위에 놓여있습니다. 체중의 약 10%에 해당하는 머리의 중량을 척추의 S자 커브가 쿠션 역할을 하며 지탱하는 구조입니다. 그러나 지속적인 굽은 등 자세로 머리 부분이 살짝 앞으로 기울어지면 목 뒤부터 등에 걸친 근육에 지나치게 힘이 들어갈 수밖에 없습니다.

지탱하는 부분에 과하게 큰 부담이 가면 근육은 금세 뻣뻣해지고 머지않아 통증을 유발합니다. 그 결과 끈질긴 어깨 결림이나 만성 통증으로 번지게 되는 것이지요.

또한 팔을 들어 올릴 때 어깨뼈 주변 근육을 골고루 활용하지 못하면 어깨만으로 동작을 해결하려 함으로써 어깨 관절에 부담을 줍니다. 이게 사십견이나 오십견으로 이어지기도 합니다.

사용해야 할 근육을 제대로 사용하지 않으면 몸의 다른 곳에 부담이 가는 것은 어쩔 수 없는 일입니다.

등이 뻣뻣한 사람은
호흡도 얕아진다?

<mark>굽은 등 상태로 어깨뼈가 굳으면 호흡이 얕아집니다.</mark>

지금껏 다양한 환자들을 만나왔는데, 어깨뼈 주변 근육이 뭉치고 굳은 사람들이 상당히 많았습니다. 이러한 분들의 호흡을 살펴보면 등을 거의 움직이지 않은 채 얕은 호흡을 유지하고 있다는 것을 확인할 수 있습니다. 또한 어깨뼈 주변이 부드러워져 깊은 호흡을 할 수 있게 된 후에야 자신이 얕은 호흡을 해왔다는 사실을 새삼 깨닫는 경우도 허다하지요.

호흡은 갈비뼈 아래에 있는 돔 모양의 근육막인 가로막이 위아래로 움직이는 운동에 의해 일어납니다. 폐로 공기를 들이마셨다가 내보내는 과정인 셈입니다.

이 움직임과 관련 있는 것이 어깨뼈와 갈비뼈에 이어져 있는 근육들입니다. 이 근육이 제대로 움직이면 가로막의 운동 범위가 넓어져 호흡이 깊어집니다. 반대로 굳어서 움직이지 않으면 가로막의 운동 범위도 줄어들어 호흡이 얕아지는 것입니다.

굽은 등 자세는 필연적으로 가슴 앞쪽을 압박하기 때문에 가로막의 움직임을 제한할 수밖에 없습니다. 이로 인해 호흡에 문제가 생기는 것입니다.

얕은 호흡을 하면 당연히 한 번에 흡입하는 산소량도 적어집니다. 그 때문에 굽은 등 상태로 호흡을 계속하면 가벼운 산소 결핍 상태가 되는 경우도 있습니다. 이렇게 움직임이 작은 상태로 계속 호흡을 이어가면 결국 심폐 기능이 저하됩니다.

깊은 호흡은 마음을 안정시키고 스트레스를 해소하며 혈액순환을 원활하게 합니다. 또한 몸의 이상을 개선하는 등 심신 건강에 효과적이라고 알려져 있습니다. 또 깊은 호흡은 자율신경을 조절하는 효과도 있습니다.

자율신경이란 호흡이나 심장의 활동 및 체온 조절 등 자신의 의사와 상관없이 생명 유지를 위해 작용하는 신경을 뜻합니다. 활발하게 움직이고 있을 때 우위를 차지하는 교감신경과 휴식을 취할 때 우위를 차지하는 부교감신경이 있습니다. 생명 활동을 담당하는 신경인 만큼, 교감신경과 부교감신경의 균형이 무너지면 몸에 여러 가지 이상이 나타납니다.

이 자율신경을 유일하게 조절할 수 있는 것이 호흡입니다. 깊은 호흡으로 과도하게 활발해진 교감신경을 진정시키고 부교감신경을 우위로 만들면 마음에 안정이 찾아옵니다.

  어깨뼈가 굳으면 이러한 호흡에 의한 건강 효과를 얻을 수 없습니다. 또 어깨뼈 주변 근육이 굳어서 긴장 상태가 계속되고 통증이나 결림을 동반하게 되면 교감신경을 자극해 혈관이 수축하고 혈액순환도 나빠집니다. 뻣뻣해진 어깨뼈를 방치하면 이 악순환의 고리를 끊을 수 없습니다.

등 근막의
유착을 조심하자!

　어깨뼈 주변이 굳는 자세는 등을 구부려서 하는 컴퓨터나 스마트폰 때문만은 아닙니다. 손에 턱을 괴고 앉거나 앉을 때 다리를 꼬는 동작, 무거운 짐을 항상 같은 쪽으로 들거나 서 있을 때 항상 한쪽에 체중을 싣는 등 습관적인 자세도 충분히 문제가 됩니다. 사람마다 서고 앉는 방식이 다 다르기 때문이지요.
　이러한 버릇 때문에 어깨뼈가 올바르지 않은 형태로 자리잡으면 어깨뼈 주변 근육도 뻣뻣하게 굳습니다. 이에 해당하는 버릇이 스스로에게 있지는 않은지 점검해보세요.

　어깨뼈가 굳는 나쁜 자세는 어깨뼈 주변 근막을 비뚤어지게 하거나 유착시켜서 어깨뼈 주변 근육을 더욱 뭉치고 굳게 합니다.
　우리 몸은 피부 아래에 얇은 잠수복을 입고 있는 것이나 마찬가지입니다. 근막이란 근육을 덮고 있는 얇은 막인데요. 근육뿐 아니라 뼈, 내장, 혈관, 신경 등 몸을 구성하는 대부분의 요소를 감싸고 있습니다.

잠수복은 대칭이 아닌 동작을 했을 때, 특정 자세를 유지했을 때 주로 주름이 지거나 뒤틀립니다. 자세나 동작을 취한 시간이 짧을수록 원래대로 돌아오기 쉽지만, 좋지 못한 자세를 여러 번 반복하거나 유지하면 아무리 자세를 되돌려도 주름이나 뒤틀림을 완벽히 회복하기 어렵지요.

근막도 마찬가지입니다. 대칭이 아닌 자세를 반복하거나 같은 자세를 계속 취하면 주름이나 뒤틀림은 그대로입니다. 더 성가신 점은 근막의 경우, 주름이 지거나 뒤틀린 채 근육과 유착된다는 것입니다. 그렇게 되면 유착 부분을 기점으로 근막이 당겨져서 근육의 활동 범위가 줄어듭니다.

==근육의 움직임이 나빠지면 어깨뼈가 굳었을 때와 마찬가지로 혈액순환도 나빠집니다. 당연히 노폐물이나 피로 물질도 배출할 수 없게 되지요.== 어깨뼈 주변 근막이나 그 근육과 연동하는 다른 근육의 근막이 유착해 움직임이 나빠지면 어깨뼈의 움직임도 제한되어 더욱 뻣뻣해지겠죠?

어깨뼈를 의식하고 움직이는 사람은 많지 않습니다. 그러나 어깨뼈가 굳으면 혈류가 막혀서 몸 여기저기에 통증이나 이상이 나타난다는 사실을 기억해야 합니다. ==‘어깨뼈가 뻣뻣하다’는 것은 결국 몸 어딘가에 이상이 있다는 전조 증상이라는 점을 잊지 마세요.==

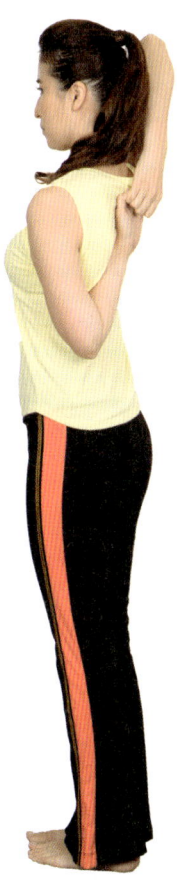

BACK STRETCHING

PART 4

몸의 이상을 차근차근 개선하는

등 뒤로 악수하기

CHECK

등 뒤로 악수하기 자세로
어깨 결림 해결

남녀별 유소자* 랭킹에서 남성 2위, 여성 1위.

일본 후생노동성의 국민생활기초조사(2016년)에 따른 '어깨 결림'의 순위입니다.

일본인의 국민 질병이라고 불리는 어깨 결림으로 중장년이나 고령자뿐 아니라 10대, 20대의 젊은이들도 고통받고 있습니다.

그런데 그 개선책이라고 하면 어깨를 주먹으로 탁탁 두드리거나, 손바닥으로 마사지를 하거나, 기지개를 크게 켜는 것뿐입니다. 근육이 약간 풀려서 증상이 조금이나마 가벼워질 수는 있지만, 어디까지나 임시방편입니다. 어깨가 결리는 근본 원인을 해결하지 못하면 시간이 지나 다시 통증이 찾아옵니다.

어깨 결림이 성가신 이유는 증상이 이어지면 그것 자체가 스트레스가 되어 비슷한 강도라도 더 심하게 느껴지기 때문입니다. 이러

---

* 유소자(有訴者) : 질병이나 부상 등으로 인한 자각 증상이 있는 사람. 유소자율이란 입원자를 제외한 인구 1,000명당 몇 명이 유소자인가를 나타내는 숫자다.

한 끈질긴 어깨 결림의 근본을 개선하는 것이 어깨뼈를 부드럽게 풀어주는 '등 스트레칭'입니다.

어깨 결림의 원인에 대해서는 다양한 견해가 있지만, 기본적으로 이러한 증상을 자주 호소하는 사람들의 어깨뼈는 평소에도 딱딱하게 굳어있다는 특징이 있습니다.

마름모근은 등 근육 안쪽에서 어깨뼈를 지탱하는 근육입니다. 이 근육의 움직임이 나빠지면 '어깨올림근'이라는 어깨 근육과 등세모근에 무리를 줍니다. 갈비뼈 옆에 있는 앞톱니근까지 굳으면 마름모근에 부담이 가서 어깨와 등 근육을 더 많이 사용해야 합니다.

이렇게 근육을 잘못된 방식으로 과도하게 사용하면 혈액순환이 나빠져서 근육 내에 피로 물질이 쌓이고 어깨나 등 주변이 뭉치게 됩니다. 피로 물질이 과하게 축적되어 근육 밖에까지 쌓이면 머지않아 덩어리가 되어 신경을 누르면서 통증을 유발하죠.

책상에 앉아서 오랫동안 컴퓨터 작업을 하거나 스마트폰을 잠시 들여다보는 것만으로도 어깨가 결린다면 이미 어깨뼈가 상당히 굳었기 때문일 겁니다. 그래서 앞으로 몸을 숙이는 자세만 취해도 등이나 어깨 근육에 부담이 가는 것이지요.

물론 장시간 같은 자세를 취하고 있으면 누구든 어깨나 등이 결립니다. 하지만 어깨뼈 자체가 굳어있는 상태라면 이러한 통증이 더 빨리, 자주 찾아옵니다.

다시 말해 어깨가 뻐근하다는 것은 결국 어깨뼈 주변 근육이 굳었다는 것을 의미합니다. 등 스트레칭으로 풀어주고 어깨뼈를 항상 유연하게 유지한다면 잠시 몸을 숙이거나 하는 자세로 어깨가 결리는 일은 없을 겁니다. 또 어깨뼈 주변의 뭉친 근육을 풀어주면 굽은 등도 애초의 쭉 뻗은 상태로 되돌아갈 수 있습니다. 다시는 어깨뼈 주변이 굳지 않도록 자세 유지에 신경써주세요. 등 뒤로 악수하기 자세로 누구나 어깨 결림과 이별할 수 있기를 바랍니다.

등을 풀어주면
피로에서 해방된다

'많이 잤는데도 피로가 풀리지 않아요' '잠깐 운동했는데 지쳤어요' '장시간 걸을 수 없어요' 등 만성피로를 호소하는 사람들. 어쩌면 그 피로 증상들은 어깨뼈 주변이 굳은 게 원인일지도 모릅니다.

어깨뼈 주변 근육이 굳어서 근육을 균형 있게 사용하는 방법이 무너지면 어깨뼈 주변 근육 대신에 다른 근육을 혹사하게 됩니다. 근육에 과도한 부담이 가면 혈액순환이 나빠져 피로 물질이 쌓이게 되므로 혹사하는 근육이 아무래도 쉽게 피로해지지요.

쉽게 지치지 않는 몸을 만들기 위해서 걷기나 에어로빅 등의 유산소 운동을 시작하는 사람도 있지만, 굳은 어깨뼈 주변이 원인이라면 어깨뼈 주변을 부드러운 상태로 되돌리는 게 더 중요합니다. 그렇지 않으면 피로는 절대 풀리지 않을 거예요.

게다가 몸통에 있는 어깨뼈 주변 근육은 모든 동작의 기점입니다. 이 부분이 유연하면 몸의 운동 범위가 커지기 때문에 그만큼 소비 에너지가 늘어 유산소 운동 효과도 기대할 수 있습니다.

먼저 등 스트레칭으로 어깨뼈의 긴장을 풀어주세요. 특히 등이나 목에 피로감이 남아있는 경우라면 어깨뼈를 돌려 부드럽게만 해줘도 피로에서 해방될 것입니다.

사십견·오십견을 고치고 싶다면
등 스트레칭을 시작하자!

"어깨가 아파서 팔을 올릴 수 없어요." "팔을 자유롭게 움직일 수 없어요." "자다가 몸을 뒤척이면 격한 통증이 느껴져요." 어깨 부위의 이러한 불편함이나 결림, 경직을 그대로 방치했을 때 발병하는 질병이 사십견·오십견입니다. "자고 일어났더니 갑자기 어깨가 올라가지 않는다"는 사람들 대부분이 이 경우에 해당합니다.

'유착성 관절낭염'이라고도 부르는데요. 어깨 관절이나 어깨 주변 근육이 굳는 것이 통증의 원인이 아닐까 추측은 하지만, 의학적으로 완전히 밝혀진 것은 아닙니다.

어깨 관절은 어깨뼈와 연동해 움직이는 관절이므로 어깨뼈 주변의 굳은 정도에 지대한 영향을 받습니다. 그래서 어깨뼈 주변이 뻣뻣한 것 자체가 사십견·오십견의 원인이 아닐까 짐작합니다. 그 이유 중 하나가 어깨 결림의 원인에서 밝혔듯이 어깨뼈 주변이 굳으면 주변 근육 전체를 혹사하기 때문입니다.

또 하나는 어깨와 어깨뼈의 구조적인 문제입니다. 가령 어깨뼈가 밖으로 벌어진 상태로 굳으면 팔을 올릴 때 팔과 어깨뼈가 서로 부딪치기 쉬운 상태가 됩니다.

<mark>사십견·오십견 증상을 완화하고 싶거나 예방하고 싶다면 먼저 등 스트레칭으로 어깨뼈를 부드럽게 풀어주세요.</mark> 그것만으로도 어깨의 부담이 놀라울 정도로 줄어듭니다.

다만 이미 사십견·오십견 증상이 시작된 상태라면 주의가 필요합니다. 움직여도 괜찮은 시기와 움직이면 안 되는 시기가 있기 때문이지요. 통증이 있을 때는 먼저 전문의에게 진찰을 받고 나서 등 스트레칭을 시작하세요. 움직여도 괜찮은 시기라면 가능한 범위 내에서 등 스트레칭을 시도해 증상을 개선해보세요.

―― 체험자 04 ――

오십견의 상태를 보면서
내 페이스대로 실천하고 있어요

오십견으로 1년 가까이 병원에 다니고 있었습니다. 오랜 시간 피로가 축적된 결과라서 팔을 올리면 통증을 자주 느꼈습니다. 아프다고 안정만 취하면 오히려 좋지 않다고 해서, 이번 등 스트레칭 프로젝트에 도전했죠. **어깨 통증 때문에 등 뒤로 악수하기 자세를 성공하지는 못했지만, 등이 전보다 더 부드러워진 것 같다는 느낌을 받았습니다.** 무리하지 않는 범위 내에서 스트레칭을 계속 시도하고 싶습니다. 그리고 언젠가는 등 뒤로 악수하기에 성공하고 싶어요!

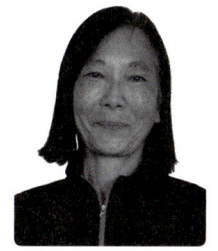

스즈키 교코 씨
(65세·비상근 근로자)

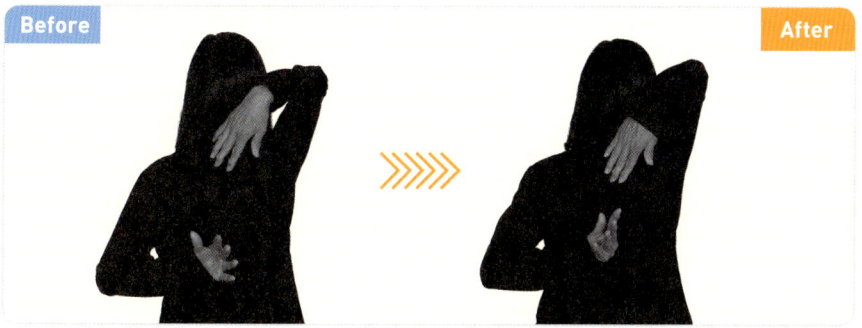

무리하지 않고 스트레칭 습관을 유지해 증상이 개선될 수 있기를!

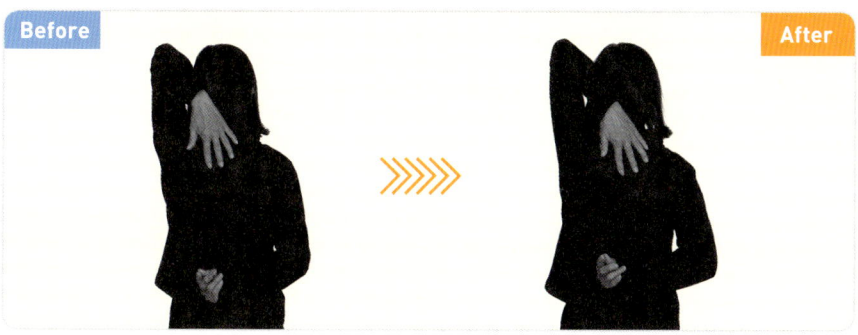

등이 유연해지면
냉증이 사라진다

어깨뼈 주변이 부드러워지면 냉증도 개선됩니다. 냉증이란 체내의 열이 몸 구석구석까지 전달되지 않아서 생기는 증상입니다. 냉기를 많이 느끼는 부분으로는 손끝과 발끝, 허리, 하복부 등이 있습니다. 심한 경우에는 온몸으로 냉기를 느끼는 사람도 있습니다.

만병의 근원이라고 불리는 냉증은 그대로 방치하면 어깨 결림이나 허리 통증, 변비와 같은 증상의 원인이 됩니다. 여성의 경우에는 생리통이나 불임 등으로도 이어진다고 합니다. 또 체온이 내려가면 면역력이 떨어져서 감기에 걸리기 쉽고, 암이나 심장병 등의 위험을 높이기도 합니다.

어깨뼈가 굳어져 냉증을 유발하는 원인은 두 가지가 있습니다. 하나는 어깨뼈 주변 근육이 굳어서 혈액순환이 나빠지기 때문입니다. PART 3에서 근육은 혈액의 흐름을 돕는다고 이야기했는데, 열도 혈액과 함께 온몸으로 운반됩니다.

즉, 혈액순환이 원활하지 않으면 심장에서 생성한 열도 온몸에

고루 운반될 수 없다는 것입니다. 이러한 현상이 당신의 손끝과 발끝을 차게 만드는 주요 원인일지도 모릅니다.

또 다른 원인은 근육량의 감소입니다. 어깨뼈 주변 근육이 굳어서 사용이 둔해지면 주변 근육이 줄어드는데, 그로 인해 근육 피로도가 높아지면 열 생성에 문제가 생깁니다.

근육의 역할에는 여러 가지가 있지만 중요한 것 중 하나가 체온 유지입니다. 우리 몸은 근육이 수축함으로써 만들어내는 열에 의해 보호받고 있습니다.

"근력 트레이닝을 하면 되는 거 아니냐"고 묻는 사람도 있겠지만, 어깨뼈 주변이 이미 굳은 사람은 평소 운동하는 습관이 없는 경우가 허다합니다. 운동이 습관화되지 않은 사람은 가장 먼저 그동안 사용하지 않은 근육을 충분히 움직여 풀어줘야만 합니다. 요컨대 등 스트레칭을 통해서 잠자는 근육을 깨우는 것이지요.

지금까지 사용하지 않던 근육을 활용하는 것만으로도 열 생산력이 높아지고, 어깨뼈 주변이 유연해질 거예요. 더불어 혈액순환까지 좋아지면 몸 구석구석까지 열을 운반할 수 있게 됩니다.

등 뒤로 악수하기 자세로
숙면 손에 넣기

   체온은 가정에 있는 체온계로 재는 피부에 가까운 체온과 내장 등의 몸 안쪽 온도를 뜻하는 심부 체온이 있습니다. 냉증을 개선하면 수면의 질을 결정하는 '심부 체온'이 올라갑니다.

   사실 냉증을 자각한 사람은 물론이고 자각하지 못하는 사람 중에서도 약 60%는 심부 체온이 낮다고 합니다. 차갑다는 자각이 없는 '숨은 냉증'인 사람들은 원인을 알 수 없는 컨디션 난조에 시달리는데, 어쩌면 이 모든 게 심부 체온의 영향일지도 모릅니다.

   우리 몸은 구조상 심부 체온이 낮으면 졸음이 몰려옵니다. 손발에서 열을 방출하면 심부 체온이 내려가면서 잠을 푹 잘 수 있지요. 졸음이 몰려올 때 손발이 따뜻해지는 것은 이 때문입니다. 냉증이 있는 사람은 손발에서 열이 방출되지 않아서 결국 심부 체온도 내려가지 않습니다. 즉, 불면증이 생기기 쉬운 몸이 되는 것입니다.

   좀처럼 잠들 수 없거나 아침에 일어났을 때 상쾌하지 않은 경우에는 냉증을 의심해보세요. 이로 인해 수면의 질이 떨어졌다고 볼

수 있습니다.

또한 냉증이 있는 사람은 낮에도 체온이 거의 올라가지 않기 때문에 체내에서 밤에도 체온을 떨어트리면 안 된다는 방어 기제가 작동합니다. 이로 인해 심부 체온의 변동이 더 줄어서 만성 불면증이 생기는 것이죠. 결국 몸은 밤이든 낮에든 편히 쉴 수 없게 됩니다.

등 스트레칭으로 혈액순환을 도우면 냉증 없는 몸을 되찾을 수 있어요. 그렇게만 된다면 다음 날부터라도 푹 잘 수 있답니다.

등은 장내 환경을 정돈하는
결정적 수단

등 스트레칭은 장 활동을 조절하는 데도 효과적입니다. 최근 다양한 곳에서 장이 튼튼하면 건강하다고 이야기하는데, 그 이유 중 하나는 장이 건강해지면 면역력이 상승하기 때문입니다.

우리 몸은 병원균이나 바이러스 등 다양한 외부 물질로부터 몸을 지키는 면역 시스템을 갖추고 있습니다. 그 주역인 면역 세포의 약 60~80%는 장에 있지요. 즉, 장내 환경이 나빠지면 면역력이 떨어져 다양한 질병에 걸리기 쉽습니다.

장 활동이 원활해지면 그만큼 마음도 평온해집니다. '세로토닌'이라는 행복 호르몬에 대해 한 번쯤은 들어본 적이 있을 텐데요. 이 호르몬이 스트레스를 조절해 마음을 편하게 해줍니다.

보통 세로토닌이 뇌에서 분비된다고 오해를 하는데, 사실 세로토닌의 90%는 장에서 만들어집니다. 장내 환경이 나빠지면 마음도 흐트러질 가능성이 크다는 것을 의미합니다.

등 스트레칭을 꾸준히 하면 장내 환경을 개선하는 데 도움이 됩니다. 어깨뼈 주변이 유연해지면서 혈액순환이 원활해지면 장내 노폐물도 잘 배출되기 때문이지요.

또 어깨뼈를 움직여 등을 구부리는 자세를 개선하면 내장이 원래 위치로 돌아오면서 장이 느끼는 압박감이 해소됩니다. 이 또한 제한적이던 장의 활동을 권장하게 됩니다.

장이 잘 움직이면 변비 해소 효과도 기대할 수 있습니다. 장내 환경을 건전한 상태로 유지할 수 있도록 신경써주세요.

흐트러진 자율신경,
등 뒤로 악수하기로 바로잡는다

어깨뼈 주변의 뭉침 현상이 개선되면 자율신경 조절 능력이 향상됩니다. 자율신경 불균형으로 인해 나타나는 소화불량, 대사 이상 등의 이상 증상이 개선되기도 합니다.

신체 기능의 조절이나 제어를 담당하는 자율신경이 흐트러지면 몸 여기저기에 이상이 나타납니다. 예를 들어 몸이 쉽게 피곤해지고, 만성적인 미열이 계속되거나 한낮에 졸음이 쏟아지기도 합니다. 배에 가스가 자주 차며 이명이나 구토감, 잔뇨감, 손발 저림, 가려움증 등 사람마다 어떤 증상이 나타날지 알 수 없습니다.

자율신경 불균형이 심각해지면 자율신경 실조증이나 신경성 위염, 과민성 대장 증후군 등의 질환이 생길 수도 있으니 주의하세요.

어깨뼈 주변의 뻣뻣함은 자율신경의 균형을 깨뜨리는 요인으로 작용하기도 합니다. 어깨뼈 주변이 굳으면 목부터 어깨에 걸쳐 근육의 긴장 상태가 이어지는데, 처음에는 단순한 혈액순환 장애로 어깨 결림 증상이 나타납니다. 그러나 어깨 결림이 심해지면 자율신

==경의 흐름 자체에도 영향을 미치게 됩니다.==

   이는 목에 몸과 뇌를 연결하는 신경이나 혈관이 밀집되어 있기 때문입니다. 근육의 움직임이 나빠져서 압박이나 자극을 받게 되면 자율신경도 정상적인 활동을 할 수 없다는 것을 기억하세요.

   ==등 스트레칭으로 어깨뼈 주변을 풀어주면 흐트러진 자율신경을 원래 상태로 되돌리는 데 도움이 됩니다.== 자율신경을 치료 없이 조절할 수 있는 유일한 방법은 호흡입니다. 등 스트레칭은 어깨뼈 주변의 뭉친 근육을 풀어줌으로써 깊은 호흡이 가능하도록 도와줍니다. 결국 몸의 긴장을 이완시키는 부교감신경이 우위를 차지하게 되면서 자율신경도 균형감을 회복하는 것입니다.

고통스러운 두통,
등 스트레칭으로 해결

목 부분에는 뇌로 영양과 산소를 보내는 큰 동맥이 있습니다. 어깨뼈가 굳어서 목이나 어깨 근육의 긴장 상태가 지속되면 당연히 이 동맥의 흐름이 나빠집니다. 이는 뇌로 충분한 양의 혈액을 공급할 수 없다는 뜻입니다.

영양 공급이 막혀서 산소 결핍 상태가 된 뇌는 활동이 둔해지며 통증을 일으킵니다. 이것이 어깨뼈 주변이 굳어서 생기는 두통의 과정이지요. 때로는 어지럼증이나 구토감을 동반합니다.

두통의 원인은 다양하지만 어깨뼈 주변이 굳어서 생기는 두통은 메커니즘을 이해하는 게 어렵지 않습니다. 알아채기 쉬운 만큼 개선 방법도 간단해요. 오늘부터 등 스트레칭으로 어깨뼈를 충분히 움직여 뭉친 근육을 풀어주세요.

어깨뼈 주변이나 목 근육이 부드러워지면 혈액순환이 개선되면서 뇌에 영양소와 산소 공급이 원활해집니다. 이것만으로도 앞서 설명한 두통의 고통에서 분명히 해방될 수 있어요. 머리가 아프다고 약을 먹기 전에 꼭 스트레칭을 시도해보세요. 머릿속이 맑아지면 기분도 덩달아 상쾌해집니다.

다이어트 효과 최고!
살 빼려거든 뭉친 등부터 풀기

어깨뼈가 굳었다면 살찌기 쉬운 몸 상태라는 것을 의미합니다. 살이 찌는지, 살이 찌지 않는지를 수식으로 이해하면 간단합니다. 섭취한 에너지보다 소비한 에너지가 많으면 살이 찌지 않지만 적으면 살이 찝니다.

소비 에너지 중 가장 많은 부분을 차지하는 것은 기초대사입니다. 기초대사는 생명을 유지하기 위해 몸이 소비하는 에너지로, 1일 소비 에너지의 약 60~70%를 차지하고 있습니다. 40세 이상이 되면 이전과 똑같이 식사를 해도 복부 주변에 살이 잘 붙는 체질이 되는데, 이 또한 기초대사 저하가 원인이에요.

가장 효율적인 다이어트 방법은 기초대사의 저하를 막는 것이지만, 요령 없이 스스로 노력할 수 있는 방법은 결국 한 가지뿐입니다. 바로 근육을 활용해 소비 에너지를 늘리는 것이지요.

근력을 키우는 수밖에 없다고 이해하기 쉽지만, 실은 등 스트레칭처럼 평소 가볍게 실천할 수 있는 부위별 스트레칭만으로도 소비 에너지를 늘릴 수 있습니다. 특히 등 스트레칭은 의식하지 않으면 거의 사용하지 않게 되는 어깨뼈 주변 근육을 자극하기 때문에 에너지 소비에 효과적이에요.

어깨뼈는 다양한 근육들이 지지하고 있는 구조입니다. 그만큼 어깨뼈가 굳으면 덩달아 움직이지 못하는 근육이 늘어나지요. 즉, 뻣뻣하게 굳은 어깨뼈가 조금만 유연해져도 소비 에너지가 증가합니다.

게다가 어깨뼈 주변 근육은 다양한 동작의 기점이 되는 몸통 부분에 속해 있어서 어깨뼈 자체가 유연해질수록 다른 부위와 연동해 몸을 부드럽게 움직일 수 있습니다. 같은 동작을 하더라도 운동량이 배가 되는 것이지요.

등 뒤로 악수하기 자세가 가능해지면 그것만으로도 살찌기 어려운 몸 상태가 된답니다.

깨끗한 피부!
안티에이징에도 효과적

등 뒤로 악수하기 자세가 가능한 몸, 아직도 효과가 남아있습니다. 바로 젊어 보이는 것입니다. 어깨뼈가 굳어서 굽은 등 자세가 되면 등이 둥그스름하고 펑퍼짐한 모습이 됩니다. 이는 젊음과는 동떨어진 중년의 인상에 가깝죠.

그뿐 아니라 등 근육이 앞쪽으로 당겨진 상태가 계속되어 가슴이 처지고 아랫배가 볼록 튀어나오며 엉덩이가 처지는 등 몸의 처짐 현상이 눈에 띄게 됩니다. 게다가 턱 부분에 있는 근육도 아래로 내려오면서 얼굴이 처집니다.

등 스트레칭으로 어깨뼈가 유연해져 앞으로 기운 구부정한 자세만 바꿔어도 얼굴 처짐 증상은 금세 사라집니다. 이로 인해 어려 보이는 동안 인상이 되는 것이지요.

게다가 굳은 어깨뼈가 풀어져서 뇌로 이어지는 동맥의 흐름이 원활해지면 얼굴 부분의 피부나 근육으로도 산소와 영양소를 충분히 보낼 수 있습니다. 그로 인해 피부의 신진대사가 촉진되어 피부 톤과 주름 개선, 처짐 현상 등이 눈에 띄게 좋아지는 등 다양한 미용 효과를 기대할 수 있습니다.

많은 근육들로 둘러싸인 어깨뼈는 굳으면 몸에 다양한 악영향을 미칩니다. 반대로 등 스트레칭을 해서 어깨뼈가 유연해지면 다양한 통증이나 몸의 이상을 개선 및 예방할 수 있습니다.

등 스트레칭으로 어깨뼈를 부드럽게 유지해서 쉽게 지치지 않는 건강한 몸을 만들어보세요. 등 근육을 풀어주면 그것만으로도 건강이 따라옵니다.

EPILOGUE

어깨뼈 주변 근육이 쭉 펴지는
기분 좋은 등 스트레칭

　등은 일상생활에서 대단히 중요한 부분임에도 우리는 이 부분을 인지하지 못합니다. 등 근육을 균형적으로 움직이지 않을 뿐만 아니라 오랜 시간 앞으로 숙이는 자세를 취하는 등 다른 근육을 혹사하기도 합니다. 이것이 원인이 되어 결국 잦은 어깨 결림과 두통, 경우에 따라서는 위장 장애까지 발병합니다. 체중이 증가하는 것은 기본이고 몸의 곳곳에 이상 증상이 나타나곤 하지요.

　이를 해결하기 위한 등 스트레칭을 제안합니다. 이 책에서 소개한 벽이나 벽 모퉁이를 활용한 스트레칭은 누구나 쉽게 따라 할 수 있으며, 간단하고도 안전한 방식입니다. 동작도 어렵지 않습니다.

　우선 책에서 소개한 어떤 스트레칭 자세라도 좋으니 가능할 것 같은 동작부터 하나씩, 하나씩 따라해보세요. 어깨뼈 주변 근육이 쭉 펴지면 누구라도 기분이 좋아질 것입니다. 이것만으로도 몸과 마음은 쾌적해져요.

'등 뒤로 악수하기'를 이 책의 목표로 설정했지만, 3주 프로젝트로 이 자세를 완벽하게 소화하지 못했다 해도 좌절할 필요는 없습니다. 스트레칭을 시작하기 이전보다 등이 유연해진 것만으로 충분하니까요. 더 중요한 것은 한 달, 두 달 이 운동을 지속하는 자세입니다. 한 가지 더, 3주 프로젝트를 마치고도 등의 움직임을 자주 의식해주세요. 등과 어깨를 활용할 수 있는 운동을 꾸준히 연습하면 당신의 등 건강은 점점 좋아질 거라고 확신합니다.

"내 등이 꽤 부드러워졌구나" 하고 깨달을 시점에는 어깨 결림이나 몸의 각종 통증이 이미 사라진 후일 거예요. 피로도 말끔히 풀리고 몸의 이상이 싹 사라진 상태라면 좋겠네요. 여러분의 건강에 '등 스트레칭'이 도움이 된다면 기쁘겠습니다.

요시다 가요

옮긴이 최서희

중앙대학교에서 일본어와 일본문학을 전공했다. 번역의 매력에 빠져 바른번역 글밥아카데미 일본어 출판번역 과정을 수료했고, 현재 바른번역 소속 전문 번역가이자 외서 기획자로 활동 중이다. 옮긴 책으로는 《다리 일자 벌리기》《운을 읽는 변호사》《궁극의 스트레칭》《기적의 넥워머》《혼자가 편한 당신에게》《피로를 모르는 최고의 몸》《살 빠지는 근육 트레이닝 스쿼트》《나의 첫 다이어트 근육 홈트》 등이 있다.

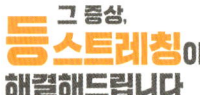

펴낸날 초판 1쇄 2020년 5월 1일 | 초판 2쇄 2020년 6월 10일

지은이 요시다 가요

펴낸이 임호준
본부장 김소중
책임 편집 박햇님 | **편집** 김유진 고영아 이상미 현유민
디자인 김효숙 정윤경 | **마케팅** 정영주 길보민
경영지원 나은혜 박석호 | **IT 운영팀** 표형원 이용직 김준홍 권지선

인쇄 (주)웰컴피앤피

펴낸곳 비타북스 | **발행처** (주)헬스조선 | **출판등록** 제2-4324호 2006년 1월 12일
주소 서울특별시 중구 세종대로 21길 30 | **전화** (02) 724-7633 | **팩스** (02) 722-9339
포스트 post.naver.com/vita_books | **블로그** blog.naver.com/vita_books | **인스타그램** @vitabooks_official

ⓒ 요시다 가요, 2020

이 책은 저작권법에 따라 보호를 받는 저작물이므로 무단 전재와 무단 복제를 금지하며,
이 책 내용의 전부 또는 일부를 이용하려면 반드시 저작권자와 (주)헬스조선의 서면 동의를 받아야 합니다.
책값은 뒤표지에 있습니다. 잘못된 책은 바꾸어 드립니다.

ISBN 979-11-5846-327-4   13510

- 이 도서의 국립중앙도서관 출판예정도서목록(CIP)은 서지정보유통지원시스템 홈페이지(http://seoji.nl.go.kr)와 국가자료공동목록시스템(http://www.nl.go.kr/kolisnet)에서 이용하실 수 있습니다. (CIP제어번호: 2020014174)
- 비타북스는 독자 여러분의 책에 대한 아이디어와 원고 투고를 기다리고 있습니다.
  책 출간을 원하시는 분은 이메일 vbook@chosun.com으로 간단한 개요와 취지, 연락처 등을 보내주세요.
- **비타북스**는 건강한 몸과 아름다운 삶을 생각하는 (주)헬스조선의 출판 브랜드입니다.